～早期診断・治療のための～
肺高血圧症 Q&A

編集　福田 恵一
慶應義塾大学医学部内科学教室循環器内科教授

定価（本体 4,400 円 + 税）
B5 判 /264 頁 /ISBN：978-4-86550-118-6

希少疾患である肺高血圧症は有効な治療法がなくきわめて予後不良であったが，近年，病態の解明・治療薬の開発が進み，予後改善が期待されるようになった．一方で，治療の遅れが生命予後に数年以上の差を生み出すことも明らかとなってきており，その早期診断・治療の重要性が非常に高まっている．本書はあらゆる診療科の実地医家を対象に肺高血圧症の病態から診断・治療に至るすべてのポイントを専門家が「Q & A」形式で解説している．診療机につねに置くべき一冊．

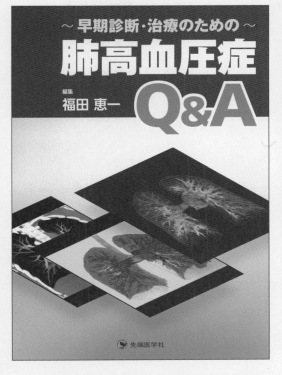

主要目次

Part 1　肺高血圧症治療の現状と疫学的背景をみる
Q1. 肺高血圧症とはどのような疾患なのでしょうか．最新の定義について教えてください．**Q2.** 肺高血圧症にはどのような分類があるのでしょうか．また，それぞれどのくらいの頻度と予後でしょうか．

Part 2　肺高血圧症の早期診断をめざす
Q3. 肺高血圧症の早期診断はなぜ必要なのでしょうか．治療介入のタイミングが予後に及ぼす影響について教えてください．**Q4.** 肺高血圧症の診断はどのようにおこなうのでしょうか．診断アルゴリズム，専門医紹介のタイミングについて教えてください．ほか

Part 3　肺高血圧症の病態をみる
Q12. 特発性肺動脈性肺高血圧症（IPAH）および遺伝性肺動脈性肺高血圧症（HPAH）の病態，治療指針と予後について教えてください．**Q13.** 膠原病に伴う肺動脈性肺高血圧症の病態，治療指針と予後について教えてください．ほか

Part 4　肺高血圧症の治療戦略を探る
Q23. 肺高血圧症と診断された場合，ニース分類や日本および世界のガイドラインをふまえ，どのような治療アルゴリズムが提唱されているのでしょうか．**Q24.** 肺高血圧症患者の日常生活指導のポイントと，QOLを低下させないための工夫を教えてください．ほか

 株式会社 **先端医学社**

〒103-0007 東京都中央区日本橋浜町 2-17-8 浜町平和ビル
TEL 03-3667-5656（代）/FAX 03-3667-5657
http://www.sentan.com

血圧 Journal of Blood Pressure

Contents

Information Up-to-Date

ACC/AHA 新ガイドライン ハイライトの紹介　　　　　　　　　山本　浩一　　2

どの血圧レベルで降圧治療を開始するのが
　全死亡及び心血管疾患に対して有効か？
　システマティックレビュー及びメタ解析による検討　　　　　鷹見　洋一　　4

瞑想と血圧：無作為化試験のメタ解析　　　　　　　　　　　　樋上　容子 ほか　6

正常血圧者における尿酸値とその後の動脈スティフネス
　及び腎機能との関連　　　　　　　　　　　　　　　　　　　牟礼　佳苗 ほか　8

長期的な PM 2.5 の暴露が高齢者の高血圧症に及ぼす影響　　　奥野太寿生　　10

血管拡張性ベータ遮断薬の腎機能への効果：
　aggregate meta-analysis による検証　　　　　　　　　　　冨山　博史　　12

子宮内膜症と高コレステロール血症・高血圧　　　　　　　　　中村　敏子　　14

減塩が血圧，血清脂質およびレニン，アルドステロン，
　カテコールアミンに及ぼす影響　　　　　　　　　　　　　　石光　俊彦　　16

2 日間薬飲み忘れの血圧値への影響
　―ARB，Ca 拮抗薬の比較　　　　　　　　　レヘマンラタパティ ほか　18

起立性低血圧と認知症リスク　　　　　　　　　　　　　　　　小原　克彦　　20

特集　厳格な降圧療法の有効性と意義を熟考する

企画にあたって：　　　　＜企画：長谷部直幸（旭川医科大学 循環・呼吸・神経病態内科学）＞
　SPRINT 試験は，厳格降圧の一定の妥当性を示したが，盲目的に厳格降圧を推奨するものではない．厳格降圧のために降圧薬の追加が必要であり，もたらされる有害事象は常に念頭に置くべきことにも注意を喚起した試験である．個々の患者の認容性に配慮し個別的な対応を意識したうえで，より低いレベルを目指すことの妥当性が示された試験といえよう．用いられた自動診察室血圧測定法は従来の診察室血圧測定法と異なるため，得られた血圧測定値の結果をそのまま実臨床に導入することはできない．わが国の外来診療において自動診察室血圧測定法による血圧値がいかなるレベルの血圧値を示すのか，現在パイロット研究が進行中である．脳・心・腎の臓器保護とイベント抑制に厳格降圧が優れるか否かは対象臓器と病態ステージによって必ずしも一定ではない．2019 年の高血圧治療ガイドライン改訂を見据えて厳格降圧をどう捉えるべきか，費用対効果も含め本特集企画を組ませていただいた．

厳格降圧における血圧測定法
　―自動診察室血圧測定の意義と限界―　　　　　　　　　　　浅山　敬　　22

脳卒中一次予防の観点からみた厳格降圧療法　　　　　　　　　北川　一夫　　27

末期腎不全進行阻止の観点からみた厳格降圧療法　　　　　　　長田　太助　　31

心疾患治療の観点からみた厳格降圧療法　　　　　　　　　　　湯淺　敏典 ほか　35

SPRINT のメッセージと日本のガイドライン　　　　　　　　　山本　浩一　　40

厳格降圧の費用対効果　　　　　　　　　　　　　　　　　　　齊藤　郁夫　　44

vol. 25 no. 1
2018

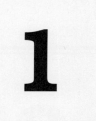

臨床経験	循環器内科医による2型糖尿病合併高血圧の降圧療法		
	～降圧目標血圧値達成率・配合降圧薬および合併症～	西　征二	48
臨床経験	新規3剤配合錠ミカトリオ® の有用性に関する検討		
	～尿中アルブミン，下腿浮腫に対する効果～	平光　伸也 ほか	53

連載

NEW　「ニモカカワラズ」を変える！Hypertension Paradox への挑戦
　　　第1回　高血圧治療は進歩した…ニモカカワラズ　　　　　　　島本　和明　60

連載　私と高血圧
　　　私の高血圧研究歴を回想する　　　　　　　　　　　　　　　栗山　哲　62

研究室紹介
　　福島県立医科大学　糖尿病内分泌代謝内科学講座/腎臓高血圧内科学講座
　　　　　　　　　　　　　　　　　　　　　　　　　　　　　　　島袋　充生　66

●ご案内
特定非営利活動法人日本高血圧協会入会のご案内　　　i
『血圧』投稿規定　　　　　　　　　　　　　　　　69

弊社の出版物の情報はホームページでご覧いただけます．
また，バックナンバーのご注文やご意見・ご要望なども受け付けております．
http://www.sentan.com

表紙：Arthur Clifton Guyton (1919～2003) は米国の生理学者で，生理指標，とくに血行動態の数量的表現からコンピュータ解析に進んだ．Guytonは高血圧の成因に関してもそれまでの手法にコンピュータを導入し，明快な解析をおこなった．なかでも腎の圧利尿曲線（図）は腎と血圧の関係を論じるうえで今日では基本的な常識となり，これに修飾を加えるものが高血圧の本態であると考えられるようになった．

　図：腎圧利尿機能曲線

図の出典元：Guyton AC *et al*：*Annu Rev Med* 31：
　　　　　15-27, 1980

●本誌内略語
ACE阻害薬：アンジオテンシンI変換酵素阻害薬
ARB：アンジオテンシンII受容体拮抗薬
Ca拮抗薬：カルシウム拮抗薬
DRI：直接的レニン阻害薬
CKD：慢性腎臓病

＊本誌では，投稿による症例報告などの原稿を受け付けます．掲載の採否は編集委員会にて決定致します．投稿規定につきましては本誌内にてご案内しておりますのでご参照ください．

＊学会，研究会，シンポジウムのご案内なども，誌面に掲載させていただきます．原稿は編集部で作成致しますので，資料をお送りください．

『血圧』編集部：電話　03-3667-5656（代）
　　　　　　　FAX　03-3667-5657
　　　　　　　E-mail　ketuatu@sentan.com

2型糖尿病治療の新展開
～SGLT2阻害薬登場による新たな可能性～

- ■編集 加来 浩平
  （川崎医科大学内科学特任教授）
- ■仕様 B6判／並製本／120頁
- ■定価 （本体2,600円＋税）
  ISBN：978-4-88407-959-8

●主要目次●

PART 1　ナトリウム依存性グルコース輸送体（SGLT）の基礎を知る
1. 生体内のグルコース輸送体は2種類
2. SGLTのアイソフォームとその分布・はたらき　…ほか

PART 2　SGLT2阻害薬の開発の経緯をみる
1. SGLT2阻害薬の親化合物はフロリジン
2. 第一世代SGLT2阻害薬は選択性の低さから開発が中止　…ほか

PART 3　SGLT2阻害薬の基礎データをみる
1. 腎臓はグルコース代謝を担う重要な臓器
2. 2型糖尿病患者では近位尿細管からのグルコース再吸収の閾値が上昇　…ほか

PART 4　SGLT2阻害薬の臨床データをみる
1. SGLT2阻害薬の尿糖排泄・血糖降下作用
2. 体重減少作用　…ほか

PART 5　SGLT2阻害薬の特徴を知る
1. SGLT2阻害薬の血糖降下薬としての特徴
2. SGLT2阻害薬が体重，血圧，血清脂質に及ぼす影響　…ほか

PART 6　2型糖尿病治療におけるSGLT2阻害薬の位置づけを探る
1. 第一選択薬としての可能性を探る
2. 併用療法の可能性を探る
3. SGLT2阻害薬のベネフィットを展望する

PART 7　SGLT2阻害薬に関する臨床応用Q＆A

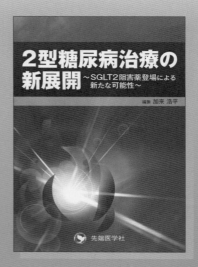

糖尿病患者数の増加に伴い，その合併症の抑制が大きな課題となっている．近年のインクレチン関連薬の登場をはじめ，作用機序が異なる新規血糖降下薬の登場は，2型糖尿病の薬物療法の選択肢を広げてきたが，2014年春以降，新たな作用機序を有するSGLT2阻害薬が登場する．本薬は腎近位尿細管起始部に発現するSGLT2活性を選択的に阻害し，尿中グルコース排泄を促進することで血糖を降下させる．本書はSGLT2阻害薬の特徴や臨床データから，2型糖尿病薬物治療での可能性まで，さまざまな角度から解説する．糖尿病診療に携わる医療者必携の一冊．

株式会社　先端医学社

〒103-0007 東京都中央区日本橋浜町2-17-8 浜町平和ビル
TEL 03-3667-5656（代）／FAX 03-3667-5657
http://www.sentan.com

特定非営利活動法人日本高血圧協会　入会のご案内

　　高血圧は世界の死因の首位を占めており，日本でも人口の約 1/3 という多くの人々が高血圧を患っており，脳・心・腎疾患など，多くの禍をもたらしています．

　　今や高血圧は進歩した研究の成果を適用すれば，予防も治療も可能な病気となっています．しかし一般にはそれが周知されておらず，多くの患者を出している現状です．現代高血圧学の成果を国民に啓発し，高血圧の災禍から守るために，日本高血圧協会（Japanese Association of Hypertension：JAH）が 2005 年（平成 17 年）9 月に発足しました．そして，2008 年 8 月に特定非営利活動法人の認証を受け今日に至っております．

　　活動内容は，市民公開講座や減塩指導や血圧測定など，全国各地の高血圧専門家に依頼して，都道府県単位で実施しています．それらの活動内容については会報にて会員に報告しています．

　　活動に必要な資金は，会員からの年会費の他，一般市民や，関連企業などからの寄付にも頼っています．

　　当協会の趣旨と活動に賛同し，是非とも入会して戴くよう，ご協力をお願い申し上げる次第です．

日本高血圧協会入会申し込み

FAX 送信先：06-6398-5746

特定非営利活動法人日本高血圧協会　理事長　荻原　俊男　殿

　　　　　（該当するものに○印）

私は，<u>個人正会員・個人賛助会員・団体賛助会員</u>として日本高血圧協会に入会します．

年会費：（1,000 円）　　　（5,000 円）　　　（50,000 円）

ふりがな

氏　名 ＿＿＿＿＿＿＿＿＿＿＿＿＿＿＿＿　　生年月日　　　年　　　月　　　日

連絡先　　□ 勤務先　　　・　　□ ご自宅 ＿＿＿＿＿

　　　　〒

ご勤務先名・住所 ＿＿＿＿＿＿＿＿＿＿＿＿＿＿＿＿＿＿＿＿＿＿＿＿＿

TEL. ＿＿＿＿＿＿＿＿＿＿＿　　FAX. ＿＿＿＿＿＿＿＿＿＿＿

E-mail. ＿＿＿＿＿＿＿＿＿＿＿＿＿＿＿＿＿＿＿＿＿＿

　　　　〒

ご自宅住所 ＿＿＿＿＿＿＿＿＿＿＿＿＿＿＿＿＿＿＿＿＿＿＿＿＿

TEL. ＿＿＿＿＿＿＿＿＿＿＿　　FAX. ＿＿＿＿＿＿＿＿＿＿＿

E-mail. ＿＿＿＿＿＿＿＿＿＿＿＿＿＿＿＿＿＿＿＿＿＿

　個人情報につきましてはご登録いただきました会員の皆様の情報は，当協会の運営に関わる適正な利用範囲に限り使用し，他にご本人の同意なく第三者に提供することはありません．

　　　　日本高血圧協会事務局　大阪市淀川区西宮原 1-8-29　TEL. 06-6350-4710　http://www.ketsuatsu.net/

Information Up-to-Date 1563

ACC/AHA 新ガイドライン ハイライトの紹介

https://targetbp.org/wp-content/uploads/2017/11/Hypertension_HighlightsTPB.pdf
（2017 年 11 月 29 日）

山本浩一

大阪大学大学院 老年・総合内科学

はじめに

2017 年 11 月 13 日に米国心臓病学会（AHA）総会において，American College of Cardiology（ACC）/American Heart Association（AHA）のタスクフォースから高血圧の予防，診断，評価，治療に関する新しいガイドラインが公表された．本ガイドラインにおける最も重要な変更は，高血圧の定義を 130/80 mmHg に変更したことであり，それに伴い降圧目標が大幅に見直されている．本稿では同日に発表されたハイライトの内容を中心にその内容を概説する．

高血圧基準の変更（表 1）

130〜139/80〜89 mmHg を stage 1 高血圧とし，140/90 mmHg 以上を stage 2 高血圧としている．また従来の高血圧前症（prehypertension）という用語は廃止し，120〜129 mmHg/＜80 mmHg を elevated BP と分類している（**表 1**）．180/120 mmHg を超える場合，新規臓器障害出現や進展を伴わない高血圧は hypertensive urgency，伴う場合は hypertensive emergency と定義した．

降圧療法の推奨

stage 1 高血圧に関しては心血管疾患（CVD）の既往があるか，atherosclerotic cardiovascular disease（ASCVD）calculator（性別，年齢，人種，血中脂質データ，スタチン治療の有無，収縮期血圧，降圧治療の有無，糖尿病歴，喫煙の有無，アスピリン治療の有無より算出）を用いた 10 年の CVD リスクが 10％を超える場合，1 剤による降圧療法の開始を推奨としている．stage 2 高血圧に対しては，ASCVD リスクに関わらず 2 剤での降圧療法開始を推奨としている．stage 2 高血圧，すなわち 140/90 mmHg 以上に対して ASCVD リスクに関わらず 2 剤での降圧療法開始を推奨していることも従来のガイドラインとの違いである．

高血圧患者の増加

定義の変更に伴い高血圧患者数は増加する（米国では 32％から 46％に増加すると試算される）．ただし，多くの患者は生活習慣改善だけで高血圧に伴う問題が解決すると記載されている．

血圧測定法

本ガイドラインでは正確な血圧測定法についても重点を置いて記載している．診察室血圧測定に関してはわが国のガイドラインと同様で，下記のように記載されている．

・測定 30 分前に喫煙，カフェイン摂取，運動を避ける．排尿後におこなう．5 分座位安静後に測定し測定中も安静を保つ．
・血圧測定は肘を心臓の高さに固定し，患者にあったカフサイズを選び着衣の上からはおこなわない．
・両側の血圧を測定し高い方を用いる．2，3 回の機会の 2，3 回の計測をすることで誤差を軽減する．

血圧自己測定

本ガイドラインでは診察室外血圧計測の重要性も強調している．家庭血圧の測定については
・正確な家庭血圧計を用いる．
・カフを正しくまく．
・1 分間隔で朝内服前と夕食前に最低 2 回計測することが望ましい．降圧薬変更後の 2 週間，診察前 1 週間は記録することが望ましい．
・血圧値を正確に記録する．
・臨床上の判断は 2 回以上の記録の平均に基づくべきである．

などが記載されている．これらの記載は SPRINT で採用された受診時の別室における血圧自己測定法を実臨床に当てはめることに配慮したものであると推察される．

非薬物治療の推奨

本ガイドラインでは薬物療法と同様に生活習慣改善も含めた非薬物治療の推奨もおこなっている．生活習慣改善は特に食事，運動において有効であり，4〜11 mmHg

表 1. 血圧の分類

血圧カテゴリー	収縮期血圧		拡張期血圧	治療やフォローアップ
正常血圧（normal）	<120 mmHg	かつ	<80 mmHg	1年ごとに評価：正常血圧を保つ健康なライフスタイルを促す.
血圧高値（elevated）	120〜129 mmHg	かつ	<80 mmHg	健康なライフスタイルを促し，3〜6ヵ月後に再評価する.
高血圧 ステージ1	130〜139 mmHg	もしくは	80〜89 mmHg	ASCVDリスク計算式を用いて心臓病や脳卒中の10年リスクを算出し ・リスクが10%未満の場合，健康なライフスタイルを促し，3〜6ヵ月後に再評価する. ・リスクが10%以上，CVDの既往，糖尿病，CKDのいずれかに当てはまる場合，ライフスタイルの改善と1剤での降圧治療を開始する. 1ヵ月後に降圧療法の効果を確認し ・1ヵ月後に目標達成した場合，3〜6ヵ月後に再評価する. ・1ヵ月後に目標達成しない場合，他の降圧薬か投薬量調節を検討する. ・コントロールできるまで1ヵ月ごとにフォローアップする.
高血圧 ステージ2	≧140 mmHg	もしくは	≧90 mmHg	健康なライフスタイルを促し2種類の降圧薬による治療を開始する. 1ヵ月後に降圧療法の効果を確認し ・1ヵ月後に目標達成した場合，3〜6ヵ月後に再評価する. ・1ヵ月後に目標達成しない場合，他の降圧薬か投薬量調節を検討する. ・コントロールできるまで1ヵ月ごとにフォローアップする.

表 2. 降圧治療開始基準血圧と降圧目標血圧

臨床状況	治療開始基準（mmHg）	降圧目標（mmHg）
原則		
臨床的CVDまたは10年ASCVDリスク≧10%	≧130/80	<130/80
臨床的CVDがなく10年ASCVDリスク<10%	≧140/90	<130/80
高齢者（65歳以上；非施設入所で歩行可能な地域在住者）	≧130（収縮期）	<130（収縮期）
依存症		
糖尿病，CKD，腎移植後のCKD，心不全，安定型虚血性心疾患，ラクナ脳梗塞，末梢動脈疾患	≧130/80	<130/80
ラクナ梗塞を除く脳卒中既往	≧140/90	<130/80

程度収縮期血圧を下げる効果がある．ガイドラインでは個々の生活習慣指導による推定血圧下降度についても記載されており，より実践的な内容となっている．以下，要点を抜粋する．

・果実，野菜，全粒穀物を豊富に含むDASH食を促進することに加え，減塩とカリウム摂取を推奨する．腎機能障害者や特定の薬剤内服者でカリウム摂取が有害になる場合があり注意が必要である．
・理想体重の達成が望ましいが，1kg体重を減らすと1mmHg血圧が下がることが期待される．
・週に90〜150分の有酸素運動や動的レジスタンス運動，週3回の等尺性レジスタンス運動などの運動療法が推奨される．
・飲酒者に対しては男性には2杯以下，女性には1杯以下の飲酒制限を推奨する．

降圧治療開始基準と降圧目標

合併症を有する患者の降圧治療開始基準は脳卒中の二次予防に関しては140/90 mmHg以上，それ以外は全て130/80 mmHg以上としている．降圧目標は全てにおいて130/80 mmHg未満としている（**表2**）．これらは，高血圧の基準変更と並び大きな変更点である．また，高血圧の程度，臓器障害の有無，投薬内容などに応じて診察期間を決定することを推奨している．なお，重い併存症やエンドオブライフを有する高齢者に対しては，臨床判断や患者嗜好，チームによるアプローチで治療の害益を評価し，降圧療法の程度や降圧薬の選択をすべきであると記載しており注目すべき点である．

おわりに

米国の新しい高血圧ガイドラインはSPRINT発表後に開示された初めての主要ガイドラインとなる．その内容は，SPRINTの結果を色濃く反映し，従来の高血圧診断治療に大きな影響を及ぼす内容となった．今後予定される，わが国も含めた各ガイドラインの改訂に本ガイドラインがどのような影響を及ぼすか注視される．なお，本ガイドラインの全文やガイドラインの基礎となるシステマティックレビューは*Hypertension*誌と*Journal of American College of Cardiology*（*JACC*）誌に同時掲載されている．

Information Up-to-Date 1564

どの血圧レベルで降圧治療を開始するのが全死亡及び心血管疾患に対して有効か？ システマティックレビュー及びメタ解析による検討

Association of Blood Pressure Lowering With Mortality and Cardiovascular Disease Across Blood Pressure Levels：A Systematic Review and Meta-analysis.
Brunström M *et al*：*JAMA Intern Med*：2017, Nov 13.

鷹見洋一

大阪大学大学院 老年・総合内科学

はじめに

高血圧は全死亡及び心血管疾患に対する最も重要な危険因子で，これまでのガイドラインでは降圧目標を収縮期血圧 140 mmHg 未満が推奨されてきたが，この 2 年間で SPRINT 試験や異なる降圧開始基準に対するメタ解析（Ettehad D *et al*：*Lancet* **387**：957, 2016）にてより厳格な降圧の有効性が提唱されている．一方で著者らは糖尿病患者での厳格な降圧が有害となる可能性を報告しており（Brunström M *et al*：*BMJ* **352**：i717, 2016），SPRINT 試験における血圧測定法（AOBP）が標準的な血圧測定法に比し 10～20 mmHg 低くなることや Ettehad らが用いた標準化法によるメタ解析が治療効果を過大評価し，採択研究の不適切な重み付けがなされている可能性を考慮すると，厳格な降圧に対し慎重にならなくてはならない．本研究では異なる降圧開始基準に対する治療効果について，これまでのメタ解析に比しより包括的な研究採択をおこない，非標準化法により患者レベルのメタ解析をおこなうことを目的とした．

対象と方法

本研究では，ベースラインの血圧レベルごとの降圧治療と全死亡及び心血管疾患の関連を検討している．これまでのシステマティックレビューを PubMed, Cochrane Database of Systematic Reviews, Database of Abstracts of Reviews of Effects で検索し，それらの引用文献よりランダム化比較試験を抽出した．また，2017 年 2 月時点での 2015 年 11 月以降のランダム化比較試験を PubMed と Cochrane Central Register for Controlled Trials で検索した．ランダム化比較試験の選択については降圧薬とプラセボの比較または異なる降圧目標を比較し，少なくとも 1,000 患者年以上の追跡がなされた試験を採択した．メタ解析で使用するデータは原文より抽出し，相対危険度（RR）は Knapp-Hartung 法で補正されたランダム効果メタ解析により統合した．アウトカムは全死亡，心血管死，主要心血管イベント，冠動脈疾患，脳卒中，心不全，末期腎不全を設定した．

結 果

本研究におけるメタ解析には最終的に 74 試験が採択

され，306,273 人（女性 39.9％，男性 60.1％，平均年齢 63.6 歳）が対象となり，フォローアップは 1,200,000 人年であった．一次予防においては，主要心血管イベントと降圧治療の関連はベースラインの収縮期血圧のレベルに依存していた．ベースラインの収縮期血圧が 160 mmHg 以上の場合，降圧治療は全死亡を低下させ（RR 0.93, 95％ CI 0.87～1.00），さらに主要心血管イベントについては大幅に減少させた（RR 0.78, 95％ CI 0.70～0.87）．ベースラインの収縮期血圧が 140～159 mmHg の場合，降圧治療により全死亡は同様に低下するが（RR 0.87, 95％ CI 0.75～1.00），主要心血管イベントについては収縮期血圧が 160 mmHg 以上の場合ほどは顕著ではなかった（RR 0.88, 95％ CI 0.80～0.96）．収縮期血圧が 140 mmHg 未満の場合，降圧治療は全死亡（RR 0.98, 95％ CI 0.90～1.06）及び主要心血管イベント（RR 0.97, 95％ CI 0.90～1.04）の低下に有意な関連は認められなかった（**図 1**）．二次予防については，冠動脈疾患の既往がある患者のベースラインの収縮期血圧の平均は 138 mmHg と低く，降圧治療は主要心血管イベントの低下に関連したが（RR 0.90, 95％ CI 0.84～0.97），生存率には関連を認めなかった（RR 0.98, 95％ CI 0.89～1.07）（**図 2**）．脳梗塞の既往がある患者についてはベースラインの収縮期血圧は 146 mmHg であり，降圧治療効果については主要心血管イベント（RR 0.88, 95％ CI 0.76～1.01）及び脳卒中再発（RR 0.86, 95％ CI 0.74～1.01）と有意な関連は認めなかった．全死亡，心血管死，冠動脈疾患については降圧治療との関連は認めず，異質性も低かったが，それを検出する統計学的パワーが低かった可能性がある．

考 察

本研究では前記方法にてより包括的に多くのランダム化比較試験を解析に含め，治療効果の標準化による過大評価を除した方法で各血圧レベルでのメタ解析によるシステマティックレビューをおこなった．その結果，降圧治療開始基準が低くなればなるほど，降圧治療の心血管疾患に対する一次予防効果が減弱することを示し，収縮期血圧が 140 mmHg 以上であれば全死亡及び主要心血管イベントの発症リスクを軽減したが，140 mmHg 未満であるとその効果が消失することが示唆された．これは

ベースラインの収縮期血圧（SBP），mmHg	イベント数/対象人数/試験数	RR（95% CI）	異質性 I²値，%
全死亡			
＜140	4,897/68,816/16	0.98（0.90〜1.06）	11.6
140〜159	2,731/41,049/15	0.87（0.75〜1.00）	43.2
≧160	4,361/79,900/18	0.93（0.87〜1.00）	17.0
SBP 交互作用，p=.18			
心血管死			
＜140	2,633/66,480/12	1.03（0.87〜1.20）	43.4
140〜159	1,465/42,587/15	0.86（0.65〜1.14）	57.9
≧160	2,290/78,789/17	0.85（0.77〜0.95）	18.0
SBP 交互作用，p=.02			
主要心血管イベント			
＜140	7,354/67,928/13	0.97（0.90〜1.04）	30.6
140〜159	3,951/43,489/16	0.88（0.80〜0.96）	31.0
≧160	4,627/77,733/16	0.78（0.70〜0.87）	53.8
SBP 交互作用，p=.004			
冠動脈疾患			
＜140	1,618/62,617/11	0.98（0.88〜1.09）	0.0
140〜159	1,369/42,543/14	0.86（0.76〜0.96）	0.0
≧160	2,018/78,617/17	0.86（0.78〜0.94）	0.0
SBP 交互作用，p=.13			
脳卒中			
＜140	1,775/62,751/11	0.85（0.68〜1.06）	54.1
140〜159	1,429/41,641/13	0.86（0.72〜1.01）	21.4
≧160	1,929/79,900/18	0.69（0.60〜0.80）	47.3
SBP 交互作用，p=.16			
心不全			
＜140	2,261/60,879/9	0.88（0.78〜0.98）	29.8
140〜159	1,113/35,254/10	0.87（0.73〜1.04）	5.3
≧160	520/23,395/10	0.53（0.42〜0.67）	17.6
SBP 交互作用，p=.005			
末期腎不全			
＜140	488/24,512/5	0.84（0.57〜1.24）	42.5
140〜159	870/32,984/7	0.88（0.74〜1.04）	0.0
≧160	32/5,566/2	0.73（0.01〜6.45）	0.0
SBP 交互作用，p=.32			

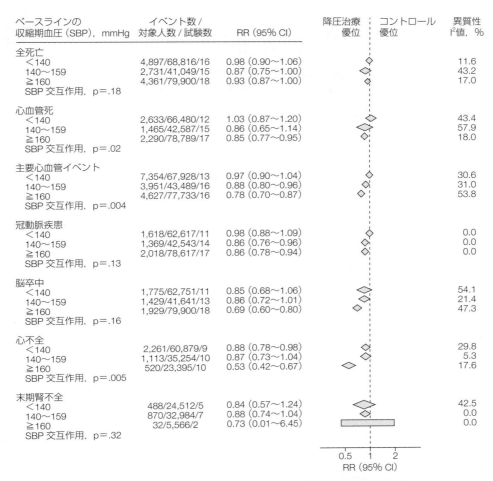

図 1．一次予防における各血圧レベルでの降圧治療開始の効果

アウトカム	イベント数/対象人数/試験数	RR（95% CI）	異質性 I²値，%
全死亡	7,061/77,562/12	0.98（0.89〜1.07）	49.1
心血管死	4,156/76,737/11	0.95（0.84〜1.09）	55.3
主要心血管イベント	13,075/77,562/12	0.90（0.84〜0.97）	65.1
冠動脈疾患	4,112/68,305/10	0.88（0.77〜1.00）	55.8
脳卒中	2,412/75,812/11	0.83（0.73〜0.96）	31.8
心不全	2,905/74,385/9	0.83（0.72〜0.96）	38.4

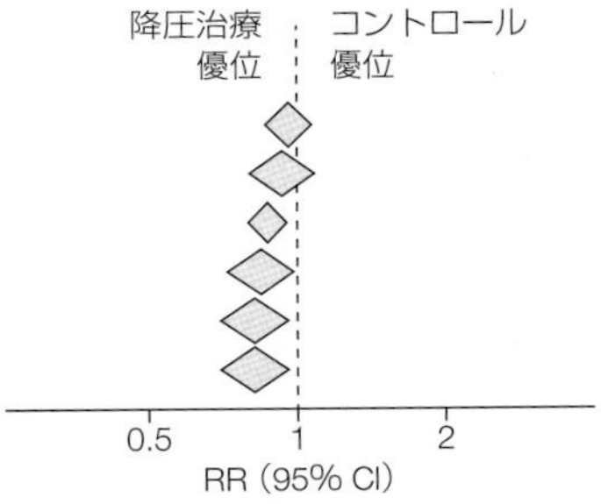

図 2．冠動脈疾患の既往のある患者についてのランダム化比較試験における降圧治療の二次予防効果

どの血圧レベルでも降圧治療効果が認められるとする最近の報告に警鐘を鳴らすものである．一方で，冠動脈疾患の既往のある患者に対する二次予防については降圧開始基準についての検討はおこなえなかったが，ベースラインの収縮期血圧が140 mmHgより低くても心血管疾患の二次予防効果の可能性を示唆する結果も得られている．

おわりに

2017年11月，米国心臓病学会（AHA）総会において新たな高血圧ガイドラインが発表され，SPRINT研究の結果が大きく影響して，高血圧の定義を130/80 mmHg以上とし，それに伴い降圧開始基準及び降圧目標が大幅に改訂されている．本研究はより厳格な降圧基準に対して批判的なメタ解析であるが，本ガイドラインに関連して，収縮期血圧130〜139 mmHgの患者に対して薬物治療を開始すべきかどうかについては検討していない．また，高齢者や糖尿病などの個別集団についてのメタ解析には言及しておらず，更なる検討が必要と考えられる．

Information Up-to-Date 1565

瞑想と血圧：無作為化試験のメタ解析

Meditation and blood pressure：a meta-analysis of randomized clinical trials.
Shi L *et al*：*J Hypertens* **35**：696-706, 2017

樋上容子　神出　計
大阪大学大学院 保健学専攻

はじめに

高血圧は，様々な心血管疾患や早期死亡を招く慢性疾患であり，高血圧の罹患率は世界的な高齢化に伴いさらに高まると予想される．高血圧の治療は，これまで様々なアプローチが実施されているにも関わらず，多くの高血圧患者の血圧（BP）はコントロールが難しい現状がある．

BPを低下させる方法として普及してきているのが，瞑想である．その中でも超越瞑想は，ストレス緩和とBP低下への効果が広範囲に研究されてきた．近年では，ストレス軽減法や呼吸認識瞑想といった比較的手ごろな価格で提供される非超越瞑想も普及してきている．超越瞑想のみが，高血圧患者に対する瞑想のプロトコルではない可能性があり，非超越瞑想のBPに対する効果を評価する必要がある．本研究の目的は，超越瞑想と非超越瞑想のBP降下に対する効果について，24時間BPモニタリング（Ambulatory BP Monitoring：ABPM）及び非ABPMで評価した包括的なデータのシステマティックレビューとメタ解析をおこなうことである．

方　法

文献検索は，瞑想介入によるBPの反応を調査した無作為化試験（RCT）に関する論文について，システマティックレビュー及びメタ解析のプロトコルのためガイドラインに基づき，ABI/INFORM, MEDLINE, Embase, PsycINFO, CINAHL, Cochrane Library を用いて（1980年1月〜2015年），体系的に検索した．メタ解析に含んだのは，瞑想を主介入とし，BP変動をアウトカムとしたRCTである．統計解析として，メタ解析はSBPとDBPで別々におこない，異質性を説明する

ためにランダム効果アプローチを用いて，介入の種類とBP測定の種類のエビデンスを統合した．介入の種類による効果サイズの差を調査するために，メタ回帰分析を実施した．個々の研究の影響を調査するために感度分析をおこなった．

結　果

735件の研究が同定され，そのうちの19件をメタ解析の対象とした．19件のうち，12件は超越瞑想で，7件は非超越瞑想を実施していた．全19件のうち，15件で対照群と比較して介入群のSBPの有意な低下が示された．DBPを調査した17の研究のうち，12件で介入群において有意なBP低下を示した．

次に，瞑想の種類とBP測定の種類別に層化し，SBPとDBPの変化に対するメタ解析の結果を**表1**に示した．ABPMを用いた研究の超越瞑想のSBPに対する効果推定でのみ，有意差を認めなかった．

メタ回帰分析では，非ABPMの研究で，対象者の年齢が唯一，SBP（$\beta = -4.147$, $p < 0.001$）とDBP（$\beta = -4.601$, $p < 0.001$）への低下の予測因子となった（**表2**）．感度分析では，Wennebergらの研究を除外すると，ABPMを用いたSBPに対する超越瞑想の効果を変化させ，$-2.49 \sim -4.63$ mmHg（95% CI：$-8.10 \sim -1.16$）となった．他の研究は大きな影響を及ぼさなかった．

考　察

非超越瞑想が含まれた瞑想とBPの関連についてのメタ解析は本研究が初めての報告である．非超越瞑想の介入が，ABPMと非ABPMの異なるBP測定手法にわたっ

表 1. 瞑想の種類と BP 測定の種類別の SBP と DBP に対する効果推定値のメタ解析結果

	介入	測定方法	加重平均の差（95% CI）	統合した加重平均の差（95% CI）
SBP への 効果推定	超越瞑想	ABPM	−2.49 mmHg（−7.51〜2.53）	−3.34 mmHg（−4.85〜−1.83）
	非超越瞑想	ABPM	−3.77 mmHg（−5.33〜−2.21）	
DBP への 効果推定	超越瞑想	ABPM	−4.26 mmHg（−6.21〜−2.31）	−2.91 mmHg（−4.65〜−1.18）
	非超越瞑想	ABPM	−2.18 mmHg（−4.28〜−0.09）	
SBP への 効果推定	超越瞑想	非 ABPM	−5.57 mmHg（−7.41〜−3.73）	−5.09 mmHg（−6.34〜−3.85）
	非超越瞑想	非 ABPM	−5.09 mmHg（−6.34〜−3.85）	
DBP への 効果推定	超越瞑想	非 ABPM	−2.86 mmHg（−4.27〜−1.44）	−2.57 mmHg（−3.36〜−1.79）
	非超越瞑想	非 ABPM	−2.57 mmHg（−3.36〜−1.79）	

表 2. メタ回帰分析による SBP と DBP の低下の予測因子

		SBP への効果（19 件）		DBP への効果（17 件）	
		回帰係数	SE	回帰係数	SE
ABPM	超越瞑想〜非超越瞑想	1.303	0.955	−1.770	2.902
	年齢群（65 歳以上〜65 歳未満）	—		—	
	ベースラインの高血圧の有無	0.758	1.258	−1.440	3.315
非 ABPM	超越瞑想〜非超越瞑想	−1.363	1.940	−1.004	1.843
	年齢群（65 歳以上〜65 歳未満）	−4.147***	1.026	−4.601***	0.908
	ベースラインの高血圧の有無	−0.016	1.801	1.496	1.640

***$p < 0.001$，SE：標準誤差

て，SBP と DBP の一貫した低下をもたらす可能性があることを明らかにした．一方，ABPM で測定された超越瞑想による SBP への効果については，有意な差を得られなかった．感度分析では，Wenneberg ら（1997）の調査で統計的に有意でない SBP 増加が報告されていたが，今後，超越瞑想の SBP への効果をよく理解するために，より多くの超越瞑想の効果を ABPM で評価した調査が必要である．

おわりに

本研究結果より，わが国では未だそれほど認知度が高くはない超越瞑想，非超越瞑想による BP 降下のエビデンスが示され，瞑想を含めた包括的なライフスタイルへのアプローチの可能性が示唆された．また，本研究では，超越瞑想以外は全て非超越瞑想として分析されていたが，非超越瞑想には様々な種類があるため，瞑想手法ごとの効果を詳細に評価することが今後の課題であると考えられる．

Information Up-to-Date 1566

正常血圧者における尿酸値とその後の動脈スティフネス及び腎機能との関連

Association of serum uric acid with subsequent arterial stiffness and renal function in normotensive subjects.
Nagano S *et al*: *Hypertens Res* **40**: 620-624, 2017

牟礼佳苗[1]　竹下達也[1]　有田幹雄[2]

[1]和歌山県立医科大学 公衆衛生学　[2]角谷リハビリテーション病院

はじめに

　食事の欧米化に伴い，痛風やその原因である高尿酸血症の患者数は増加している．日本痛風・核酸代謝学会による高尿酸血症の診断基準は7.0 mg/d*l*超であり，日本人の男性の20～25％が高尿酸血症であると報告されている．

　高尿酸血症は，1) 尿酸の過剰産生，2) 腎機能の低下による尿酸排出の低減，3) この2つの混合の3つのタイプに分かれ，わが国では痛風及び高尿酸血症の85％が2) に起因している．

　高尿酸値は痛風だけでなく，高血圧や脂質異常症，さらに循環器疾患とも関連することがコホート研究において明らかにされている．しかし，これらの研究は高血圧患者におけるものであり，正常血圧者における報告は少ない．本研究では，地域住民健診の受診者の内，正常血圧者を対象に，血清尿酸値と動脈スティフネス及び腎機能との関連について長期的な調査をおこなった．

方　法

　A県内において2002年にベースラインの健康診査を受診し，2011及び2012年に同意を得て追跡診査を受診した407名の正常血圧者（男性171名，女性236名，平均年齢48.3±9.2歳）を対象とした．正常血圧は収縮期血圧が140 mmHg未満，拡張期血圧が90 mmHg未満とした．血圧は座位にて左上腕より2度測定し，平均値を算出した．空腹時採血により，血中脂質，ヘモグロビンA1c (HbA1c)，血清クレアチニン値などを測定し，尿酸値はウリカーゼUV法により測定した．また，検査前にスポット尿を採取した．

　動脈スティフネス指標として，脈波伝播速度（brachial-ankle pulse wave velocity：baPWV）及び頸動脈内膜中膜肥厚（carotid intima-media thickness：cIMT）を，それぞれ form PWV/ABI（オムロン社）及びGM-72P00A（パナソニック社）により計測した．

　推算糸球体濾過量（estimated glomerular filtration rate：eGFR）は，日本腎臓学会にて用いられている推算式により算出した．

結　果

　ベースラインにおける血清尿酸値の平均値は4.7±1.4 mg/d*l*であり，追跡終了後では4.8±1.4 mg/d*l*であった．ベースラインの血清尿酸値を4分位に分け，血中脂質，eGFRやHbA1cとの関連を調べた（**表1**）．血清尿酸高値を示す対象者は，body mass index (BMI) 高値，中性脂肪高値，eGFR高値を示す一方，LDLコレステロール低値を示した．特に最も高い血清尿酸値を示した群において，最も中性脂肪値が高く，88.4％が男性であった．また，追跡終了期において，年齢，性別，BMI，収縮期血圧，血清尿酸値，eGFR，HbA1c，血中脂質を共変量とした重回帰分析において，血清尿酸値はbaPWV及びeGFRに対して有意に影響を及ぼしていた（**表2**）．

考　察

　本研究により，血清尿酸高値は動脈壁硬化と関連することが示唆された．他の疫学研究で報告されているような血圧との関連はみられなかった．尿酸により，血管内皮機能に重要な役割を担う一酸化窒素の産生が抑制され

表 1. ベースラインの血清尿酸値と各指標との関連

	1 <3.6	2 3.7〜4.4	3 4.5〜5.6	4 ≧5.7	p 値
	血清尿酸値, mg/d*l*				
年齢, 歳	47.7±7.7	49.3±9.2	48.1±9.8	48.1±9.8	
BMI, kg/m²	21.2±2.3	21.2±2.6	21.9±2.7	22.6±2.5	***1〜4, 2〜4
トリグリセリド, mg/d*l*	88.4±53.6	96.7±71.1	122.9±182.2	172.4±149.2	*1〜3, ***1〜4, 2〜4, 3〜4
総コレステロール, mg/d*l*	195.8±30.6	198.7±34.1	199.2±35.1	205.1±36.4	
HDL コレステロール, mg/d*l*	60.6±11.5	59.2±14.0	54.4±13.2	52.9±13.2	*2〜3, **1〜3, 2〜4, ***1〜4
LDL コレステロール, mg/d*l*	117.8±26.9	120.5±29.8	123.3±29.6	117.9±34.2	
eGFR, m*l*/分/1.73 m²	76.7±22.1	76.6±20.7	79.0±22.3	86.7±22.0	**1〜4, 2〜4
HbA1c, %	4.9±0.3	4.9±0.4	5.0±0.4	5.0±0.4	
男性, %	6.3	15.0	53.7	88.4	***

平均±SD
*p<0.05, **p<0.01, ***p<0.001

表 2. 追跡 10 年後の動脈スティフネス, 腎機能を規定するベースラインの因子に関する重回帰分析

	baPWV	cIMT	eGFR
ベースライン			
性別	−0.048	−0.050	−0.424***
年齢	0.581***	0.101	−0.392***
血清尿酸値	0.117*		−0.335***
収縮期血圧	0.216***		
eGFR	0.088*		
HbA1c	0.081*		

標準偏回帰係数
*p<0.05, ***p<0.001
年齢, 性別, BMI, 収縮期血圧, 拡張期血圧, 血清尿酸値, eGFR, HbA1c,
中性脂肪, 総コレステロール, HDL コレステロール, LDL コレステロールを
モデルに投入

ることが報告されており, また, エンドセリンレベル高値との関連も報告されている. 血清中尿酸は血管内皮で産生されることから, 我々の得た結果は, 高尿酸値が血行動態及び血流不全のマーカーとなることを示唆している.

本研究では, 血清尿酸高値は eGFR 値と関連を示していた. 血清尿酸は, 一酸化窒素経路を抑制し, レニン・アンジオテンシンシステムを活性化することで, 腎血管収縮を引き起こす可能性がある. また, 血清尿酸は平滑筋細胞の増殖や, 炎症, 酸化ストレスを誘発するので, 不可逆的に腎の小血管がダメージを受け, 微小血管病変が起こり, 次いで血圧の上昇が起こる. これらの現象により, 腎機能が低下することも考えられる.

さらに本研究では, 血清尿酸レベルは動脈壁硬化の鋭敏な指標である baPWV に有意に関連していた. baPWV はコラーゲンやエラスチンなどの動脈壁の構成物質, 壁内外圧差, 平滑筋緊張を反映しており, 心血管疾患の独立したリスク要因である. 一方, 血清尿酸は, 全身性あるいは冠状動脈の粥状硬化の指標である cIMT とは関連を示さなかった.

おわりに

正常血圧者において, 上昇した血清尿酸は動脈スティフネス及び腎機能低下と関連していた.

Information Up-to-Date 1567

長期的な PM 2.5 の暴露が 高齢者の高血圧症に及ぼす影響

Long-Term Effects of Ambient PM2.5 on Hypertension and Blood Pressure and Attributable Risk Among Older Chinese Adults.
Lin H *et al*：*Hypertension* **69**：806-812, 2017

奥野太寿生

金沢医科大学 高齢医学科

はじめに

　大気汚染の長期的な暴露は心血管疾患の罹患率および死亡率と関連している．高血圧症は心血管疾患の重要な危険因子であり，大気汚染への暴露は慢性的に血圧を上昇させ高血圧症を増加させる．いくつかの研究では PM 10 および NO_2 への長期暴露が高血圧症の増加と有意に関連しており，PM 2.5 と高血圧症の間にも相関があると推察される．また，気道に吸い込まれた PM 2.5 が酸化ストレスとなり健康を障害していると考えられ，抗酸化物質の摂取が PM 2.5 の影響を緩和する仮説を立てた．

対象と方法

　2007 年から 2010 年までの間に WHO がおこなっている老化や健康の研究に参加している中国での回答者を対象とした．対象者は無作為に抽出された 50 歳以上の参加者 12,665 人であり，中国国内の地域によって分類され対面調査によるインタビューがおこなわれた．年齢，性別，BMI，果物や野菜の摂取量，喫煙，アルコール，身体活動，教育，年間世帯収入，（室内空調の）燃料，換気を交絡因子とした．血圧は右手首で 3 回測定し，2 回目と 3 回目の平均値で算出し，収縮期血圧≧140 mmHg，または拡張期血圧≧90 mmHg，もしくはインタビューから 2 週間以内に降圧薬を使用した場合を高血圧症と定義した．PM 2.5 の暴露指数は van Donkelaar が開発したシミュレーションから 10×10 km の PM 2.5 平均暴露レベルを算出し，各地域の年単位の平均 PM 2.5 濃度を推定した（**図**）．果物・野菜の摂取量は十分量と不足量の 2 つの段階に分け，果物は 1 日 2 種類以上，野菜は 1 日 5 種

類以上消費している場合を十分量とした．呼吸器疾患や心血管疾患，不十分な病歴聴取は除外基準とし，統計解析は R バージョン 3.2.2 を用いて p＜0.05 を統計学的有意性とした．

結　果

　高血圧症症例は正常血圧症例と比較し，高齢，BMI 高値，高濃度 PM 2.5 地域に居住，果物の摂取量が少ない，野菜の摂取量が多い，田舎に在住，結婚・教育・身体活動レベルが低い傾向にあった．これらの因子による補正後も PM 2.5 の 10 $\mu g/m^3$ の上昇はオッズ比（OR）1.14 倍（95% CI：1.07～1.22）と高血圧症のリスクを上昇させた（**表1**）．高血圧症への PM 2.5 関与に対する各危険因子における層別解析では，普通体重群よりも肥満群（OR＝1.18，p＜0.05），果物の摂取十分群よりも不足群（OR＝1.18，p＜0.05）でより顕著であった（**表2**）．年齢，性別，野菜の量や地域差では高血圧症への PM 2.5 の関与を認めなかった．また，高血圧症への PM 2.5 の関与を PM 2.5 濃度の 1 年間平均値，5 年間平均値で比較したがリスクは変わらなかった．

考　察

　PM 2.5 暴露と高血圧症の関係についてはこれまで一貫した報告がなかった．これは大気中の科学組成，暴露因子，人口活動パターンが異なることが理由に挙げられる．本研究は PM 2.5 暴露が高血圧症に関与することを明らかにした．肥満，果物摂取不足がこの関与を増幅させ，抗酸化作用が PM 2.5 暴露による高血圧症リスクを

	PM 2.5 濃度	高血圧症（%）		PM 2.5 濃度	高血圧症（%）
吉林	12〜15	60.1〜73.6	陝西	26〜35	55.1〜55.0
	12〜15	55.1〜60.0		26〜35	47.6〜50.0
山東	26〜35	60.1〜73.6	湖北	36〜45	60.1〜73.6
	46〜	60.1〜73.6		36〜45	50.1〜55.0
上海	46〜	60.1〜73.6	広東	26〜35	50.1〜55.0
浙江	26〜35	60.1〜73.6		46〜	50.1〜55.0
	16〜25	60.1〜73.6	雲南	12〜15	50.1〜55.0
				16〜25	60.1〜73.6

図. 地域ごとの PM 2.5 濃度と高血圧症の有病率
（論文の Figure より）

表 1. 中国における PM 2.5 暴露による高血圧症への影響

	補正前 OR	95% CI	補正後 OR	95% CI
高血圧症	1.16	1.08〜1.24	1.14	1.07〜1.22
拡張期血圧	0.99	0.23〜1.75	1.04	0.31〜1.78
収縮期血圧	1.33	−0.12〜2.79	1.30	0.04〜3.56

（論文の Table 1 より）

表 2. PM 2.5 濃度上昇による高血圧症層別因子

	調整 OR	95% CI	p 値
体重			
普通	1.11	1.03〜1.20	
過体重	1.15	1.07〜1.24	
肥満	1.18	1.07〜1.30	<0.05
野菜摂取量			
十分	1.13	1.04〜1.22	
不足	1.12	1.04〜1.21	>0.05
果物摂取量			
十分	1.12	1.04〜1.20	
不足	1.18	1.09〜1.27	<0.05
地域			
北部	1.16	1.05〜1.29	
南部	1.11	1.03〜1.20	>0.05

（論文の Table 2 より）

低減させる可能性を示した．野菜の摂取量がリスク低減に影響しなかったが，中国での野菜と果物の調理法の違いが影響したと考えられる．

おわりに

本研究は PM 2.5 と高血圧症の関連性を確認した大規模横断的観察研究である．PM 2.5 暴露量を推定し PM 2.5 濃度を低下させることが，健康状態の維持に役割を果たすことが示唆される．肥満の是正や果物摂取により PM 2.5 が関与する高血圧症リスクを低減させるか否かについては，さらに追加の介入研究が必要である．

Information Up-to-Date 1568

血管拡張性ベータ遮断薬の腎機能への効果：aggregate meta-analysis による検証

The effect of vasodilator β-blockers on renal function in hypertensive patients.
Kwon LH *et al*：*J Hypertens* **35**：1768-1777, 2017

冨山博史

東京医科大学 循環器内科

研究の背景

腎機能障害では交感神経活性が亢進しており，血圧上昇，α1神経による腎動脈収縮および腎血管抵抗上昇に関与すると考えられている．ベータ遮断薬は血管拡張作用の有無で大別（血管拡張性ベータ遮断薬/非血管拡張性ベータ遮断薬）されるが，ベータ遮断薬の血管拡張作用の有無が腎機能に及ぼす効果の差異は明らかでない．

目 的

メタ解析にてベータ遮断薬における血管拡張作用の有無による糸球体濾過率（GFR），血清クレアチニン値，蛋白尿への効果の差異を検証した．

方 法

MEDLINE，EMBASE，PubMed のデータベースを用いて文献検索を実施し，4週間以上の研究期間を有する前向き研究を検索した．39研究3,987例が検索にヒットし，各文献の hazard 比から aggregate メタ解析を実施した．

結 果

GFR は274例，血清クレアチニン値は3,289例のデータ集団で評価可能であったが，4週間の血管拡張性ベータ遮断薬治療は両指標に有意な影響を与えなかった．

蛋白尿は8研究の525例で評価可能であり，蛋白尿への効果の評価方法として standardized mean difference（SMD）を用いて効果の有意性が検証された．そして，血管拡張性ベータ遮断薬治療の有意な蛋白尿改善効果が確認された〔−0.12 SD units（95% CI −0.19～−0.04，

p＜0.01）改善〕（**図**）．この効果は蛋白尿，微量蛋白尿，いずれの合併例においても認められた．

腎血行動態は183例で評価され，血管拡張性ベータ遮断薬治療は腎血流には有意な影響を与えなかったが，腎血管抵抗を有意に減少させた（平均 20.03 mmHg min/l の減少）．さらに，この減少は平均血圧低下と有意に関連することが確認された．

本メタ解析に含まれる研究のうち，14研究で血管拡張性ベータ遮断薬の対照として非血管拡張性ベータ遮断薬が使用されていた．GFR，血清クレアチニン値，蛋白尿への両薬剤効果の差異は認めなかったが，腎血管抵抗の減少は前者で有意であった．

考 案

これまでベータ遮断薬は腎血行動態へは有意な影響を与えないと考えられていたが，本メタ解析で腎血管抵抗を減少させることが確認された．さらに，この作用は血管拡張性ベータ遮断薬でより有意であった．本メタ解析では，腎血管抵抗が減少したが腎血流量が増加しなかった機序として同時に生じた平均血圧の減少が影響したと推測している．そして，著者らは高血圧治療において腎血管抵抗を減少させる血管拡張性ベータ遮断薬が有益である可能性を述べている．

微量アルブミン尿は心血管疾患発症のリスクであるが，高血圧症例の10～15％で認められる．著者らは微量アルブミン尿改善の機序として，ベータ遮断薬は podocyte への直接作用や酸化ストレス減少を推測している．

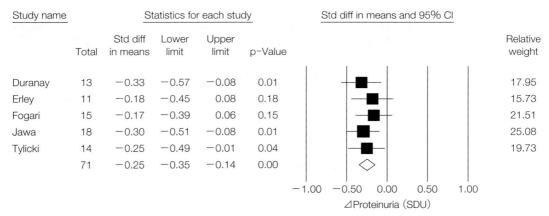

図. 血管拡張性ベータ遮断薬の蛋白尿への効果
解析法は standardized mean difference で評価
（論文の figure 4 より）

コメント

　CKDは心血管疾患発症の危険因子である．現在，高血圧治療ガイドラインでは，ベータ遮断薬は第一選択から除外されている．しかし，腎機能障害を合併した高血圧は難治性のことが多く，ベータ遮断薬を併用する機会も多い．さらに，最近，腎除神経が高血圧の新たな治療法として注目されている．ゆえに，高血圧，腎臓，交感神経の3者の関連の重要性を明確にする必要がある．

　ベータ遮断薬には，水溶性・油性，血管拡張性・非血管拡張性など様々な分類がある．本研究では1ヵ月の血管拡張性ベータ遮断薬治療が腎血管抵抗を有意に改善することを示した．こうした腎内血行動態改善は，長期的にはGFRや蛋白尿にも影響する可能性があり，血管拡張性ベータ遮断薬の腎機能への慢性効果を検証することは，今後の重要な課題である．

　また，Ca拮抗薬，レニン・アンジオテンシン系阻害薬は腎血流を増加させるが，こうした降圧薬が使用されている状況でも血管拡張性ベータ遮断薬は腎血管抵抗を減少させるか検証が必要である．また，血管拡張性ベータ遮断薬は非血管拡張性ベータ遮断薬に比べて中心血圧を低下させるが，中心血圧の低下と腎血管抵抗減少の関連も確認する必要がある．

Information Up-to-Date 1569

子宮内膜症と高コレステロール血症・高血圧

Association Between Endometriosis and Hypercholesterolemia or Hypertension.
Mu F *et al*：*Hypertension* **70**：59-65, 2017

中村敏子

関西福祉科学大学 福祉栄養学科

はじめに

子宮内膜症は一般的な疾患で，米国では妊娠可能な女性の6～10％程度に認められる．子宮内膜症では子宮腔外に子宮内膜様組織を認め，骨盤の慢性的疼痛や生理不順などを伴う．このように，子宮内膜症は骨盤局所の炎症であると考えられるが，一方で全身炎症と考えられる．なぜなら，腹水や血液中で種々の炎症物質の上昇が報告されているからである．

既報では，子宮内膜症では，LDL コレステロール（LDL-C）高値や酸化 LDL-C を認める．子宮内膜症に基づく慢性炎症が種々のメカニズムを介して脂質代謝に影響を与え，LDL-C 高値を来すと考えられる．一方，血清 LDL-C の上昇によって骨盤腔内 LDL-C も上昇し，LDL-C の酸化によって骨盤腔内で子宮内膜細胞の増殖と癒着が起こり，子宮内膜症が進展する．

慢性炎症と高血圧には，病態生理学的に関係があることが報告されている．高血圧患者では，炎症マーカーが上昇している．高血圧によって血管リモデリングが起こり，大動脈壁での炎症反応が進展する．慢性炎症による血管リモデリングによって血圧上昇が起こる．このように骨盤腔での慢性炎症である子宮内膜症は高血圧の危険因子と考えられる．

子宮内膜症を有する女性は脂質異常症と高血圧の危険性が高く，脂質異常症または高血圧を有する女性は子宮内膜症の危険性が高いと考えられるので，この関係性を検討することは有用である．

対象と方法

1989 年に米国でおこなわれた NHS Ⅱ（Nurses' Health Study Ⅱ）コホートに登録した女性看護師，116,430 人（年齢25～42歳）を対象とした．1989 年の登録時に質問表に答え，2 年毎に経過観察の質問表に答えてきた．

子宮内膜症の診断：1993 年に初めて子宮内膜症について調査がおこなわれた．診断された時期や，腹腔鏡による確定診断であるかどうか明らかにした．その後の調査でも，腹腔鏡で診断された場合を子宮内膜症の罹患と判断した．

高コレステロール血症の診断：内科医による高コレステロール血症の診断について，質問表で確認をおこなった．総コレステロール 240 mg/d*l* 以上を基準とした．

高血圧の診断：内科医による高血圧の診断について，質問表で確認をおこなった．血圧140/90以上を基準とした．

結　果

解析 1：子宮内膜症と高コレステロール血症・高血圧に罹患するリスクの関係

登録時に子宮内膜症に罹患していた者は，その後の経過で高コレステロール血症・高血圧を発症する危険度がそれぞれ 1.25（1.21～1.30），1.14（1.09～1.18）と有意に高値であった（**表1**）．その関係性は若年者でより明らかであった．

解析 2：高コレステロール血症・高血圧と子宮内膜症に罹患するリスクの関係

登録時に高コレステロール血症と高血圧の両方または一方に罹患していた者は，両者を合併していなかった者よりも 18歳時と登録時の BMI が有意に高値で，若齢で，未経産で，母乳栄養期間が短く飲酒が少なかった．

子宮内膜症の発症は，高コレステロール血症を有していた場合，危険度は 1.22（1.15～1.31）と有意に高く，高血圧では 1.29（1.18～1.41）と有意に高かった（**表2**）．この関係性は年齢の影響を受けなかった．

考　察

子宮内膜症と高コレステロール血症・高血圧に罹患するリスクの関係：この前向きコホート研究では116,430人を対象として，子宮内膜症を有する場合，高血圧・高コ

表 1. 子宮内膜症の有無と高コレステロール血症・高血圧に罹患する危険度について

	子宮内膜症	
	なし	あり
高コレステロール血症		
人数	34,626	3,708
Person-years	1,373,691	105,236
多因子解析	1.00	1.25
		(1.21～1.30)
高血圧		
人数	26,034	2,871
Person-years	1,582,120	132,355
多因子解析	1.00	1.14
		(1.09～1.18)

表 2. 高血圧・高コレステロール血症と子宮内膜症に罹患する危険度について

	子宮内膜症	
	なし	あり
高コレステロール血症		
人数	4,512	1,293
Person-years	1,288,476	381,098
多因子解析	1.00	1.22
		(1.15～1.31)
高血圧		
人数	5,167	638
Person-years	1,463,271	206,304
多因子解析	1.00	1.29
		(1.18～1.41)

レステロール血症の危険性が増大することを示した．後ろ向き研究では，フィブリノーゲンやハプトグロブリンなどの炎症蛋白質が高値な場合，将来の高血圧発症に関係すると報告されている．今回の結果は，以前から報告されている子宮内膜症と冠動脈疾患の関係性を裏付けるものである．40歳未満の若年者で子宮内膜症が有意に高血圧・高コレステロール血症の発症に関わっている点も，子宮内膜症と冠動脈疾患の関係性と同様の結果である．炎症サイトカインの作用は年齢とともに上昇し，抗炎症性サイトカインは年齢とともに低下する．つまり，子宮内膜症の有無に関わらず炎症は年齢とともに増大する．よって，若年者では子宮内膜症により増加したリスクも，高齢者では年齢増加によるリスク増大が大きくなり，子宮内膜症の影響は小さくなると考えられる．50歳未満での両側卵巣切除は心血管病（CVD）のリスクや死亡を増大し，50歳未満での卵巣摘出を伴わない子宮切除もCVDのリスクを増大すると報告されている．このことは，これまでの子宮内膜症治療で，比較的若年者での子宮切除または卵巣摘出が40％以上に及んでいたことと整合している．子宮内膜症では閉経後の女性ホルモン使用が多く，若年者から長期間使用しており，そのことは早期の両側卵巣摘出を示している．また，疼痛のため鎮痛薬の使用が多い．非ステロイド性鎮痛薬の使用は非致死的心筋梗塞の増大に関係していると報告されている．

高血圧・高コレステロール血症と子宮内膜症に罹患するリスクの関係：これまでの研究でも，子宮内膜症を有する場合，LDL-Cの高値が報告されている．これらは横断研究であり，子宮内膜症とLDL-C高値の因果関係の有無は明らかではなかった．今回の研究で，両者が互いに関係し合っていることが明らかとなった．一方，高血圧に関する横断研究から，炎症マーカー（CRP，サイトカイン，ケモカイン）高値が高血圧患者を増加させるこ

とが明らかであった．子宮内膜症では，慢性炎症を介して高血圧発症リスクが高いと考えられる．今回の研究で前向きな検討をおこない，子宮内膜症と高血圧が互いに関係し合っていることを明らかにした．

研究の長所と短所：今回の研究の弱点の1つは，子宮内膜症，高血圧，高コレステロール血症の存在が自己申告によっている点である．しかし，選択した症例での検討で，自己申告と医学的記録の相関は96％から100％であったので，大きな問題ではないと考えられる．第2には，アンドロゲンやゴナドトロピン分泌ホルモンアナログの使用についての情報がない点である．第3には，今回のコホートはその当時の看護師の構成に沿っており，合衆国の女性全体を代表していない．第4に，食事や他の薬剤の影響を免れない点である．最後に，子宮内膜症・高血圧・高コレステロール血症の細胞レベルでの発症を測定することは困難であり，暴露のタイミングや結果が明らかではない．一方，この研究には多くの長所がある．まず，サンプルサイズが大きく，長期間にわたっておこなわれており，腹腔鏡で明らかとなった子宮内膜症と高血圧・高コレステロール血症との関係を調べた最初の研究であることである．

おわりに

この大規模な前向き研究において，著者らは子宮内膜症では高血圧・高コレステロール血症のリスクが高くなることを明らかにした．一方，高血圧や高コレステロール血症では，子宮内膜症のリスクが高まることを明らかにした．これらの疾患の間でのリスクの増大については，今後，より大きな注意を払うべきであると考えられる．しかし，これらの疾患の関係についての初めての報告であり，他の集団での再検討が必要と考えられる．

Information Up-to-Date 1570

減塩が血圧，血清脂質およびレニン，アルドステロン，カテコールアミンに及ぼす影響

Effects of low sodium diet versus high sodium diet on blood pressure, renin, aldosterone, catecholamines, cholesterol, and triglyceride.
Graudal NA *et al*：*Cochrane Database Syst Rev* **4**：CD004022, 2017

石光俊彦

獨協医科大学 循環器・腎臓内科

はじめに

　減塩は高血圧をはじめとする心血管病に対する中心的な非薬物療法であり，1日にNa 100 mEq（食塩6g）あるいは87 mEq（食塩5g）未満の摂取量が推奨されている．これまでに食塩摂取量の異なる群を比較した研究は数多くあるが，どの程度の食塩摂取量が高食塩，正常食塩，低食塩であるのかは明らかに決められておらず，その継続期間も一定していない．また，一般的に減塩により血圧は低下すると予想されるが，どの程度の食塩摂取量をどれくらいの期間どれくらいに減らせばどれくらいの降圧効果が得られるのかも明確にされていない．そして究極的には，減塩により血圧低下のみならず心血管イベントや死亡が抑制されるかが重要な問題である．この系統的レビューでは，これまでの異なる食塩摂取量を比較した研究のメタ解析をおこない，食塩摂取量が血圧，神経内分泌系，血清脂質に及ぼす影響を系統的に解析している．

方 法

　コクランの高血圧専門家が2016年3月7日に下記の条件で研究を検索し，RevMan5.3を用いてメタ解析をおこなった．

・研究の形式：異なる食塩摂取量（低食塩，高食塩）を比較したランダム化試験．低食塩はNa 100 mmol/日未満，高食塩はNa 100～250 mmol/日とした．

・対象：正常血圧および高血圧．白人，黒人，アジア人．年齢不問．糖尿病，心不全は除外．

・評価項目：血圧，レニン，アルドステロン，アドレナリン，ノルアドレナリン，トリグリセリド（TG），コレステロール，LDL，HDL

・データベース：MEDLINE，Embase，研究登録（Cochrane CENTRAL，ClinicalTrials.gov）

結 果

　185の研究が抽出され，対象者総数は12,210名（平均年齢44歳），Na摂取量は低食塩群66±47 mmol/日，高食塩群201±69 mmol/日，試験期間は4～1,100日であった．対象者を正常血圧，高血圧および白人，黒人，アジア人で分けて，低食塩群の高食塩群に対する血圧差を**表**にまとめた．

　高血圧患者を対象とした研究においては，白人，黒人，アジア人のいずれにおいても，減塩により有意な降圧効果が認められた．これに対し，正常血圧者を対象とした場合には，減塩による血圧の低下は必ずしも明らかではなく，人種により差が認められた．すなわち，白人および黒人においては減塩により収縮期血圧の有意な低下が認められたが，その程度は高血圧患者より小さく，アジア人においては減塩による血圧の低下は認められなかった．

　神経内分泌系の評価では，減塩により，レニン（+1.65 ng/ml，hr，+55%），アルドステロン（+97.81 pg/ml，+127%）は著明に上昇し，ノルアドレナリン（+63.56 pg/ml，+27%），アドレナリン（+7.5 pg/ml，+14%）も有意な上昇を示した．血清脂質に関しては，減塩により，コレステロール（+5.59 mg/dl，

表. 減塩による血圧への影響

正常血圧

人種	血圧	平均差（95%信頼区間）	p 値
白人	収縮期	−1.09（−1.63〜−0.56）	0.0001
	拡張期	+0.03（−0.37〜+0.43）	0.89
黒人	収縮期	−4.02（−7.37〜−0.68）	0.002
	拡張期	−2.01（−4.37〜+0.35）	0.09
アジア人	収縮期	−0.72（−3.86〜+2.41）	0.65
	拡張期	−1.63（−3.35〜+0.08）	0.06

高血圧

人種	血圧	平均差（95%信頼区間）	p 値
白人	収縮期	−5.51（−6.45〜−4.576）	<0.00001
	拡張期	−2.88（−3.44〜−2.32）	<0.00001
黒人	収縮期	−6.64（−9.00〜−4.27）	0.00001
	拡張期	−2.91（−4.52〜−1.30）	0.0004
アジア人	収縮期	−7.75（−11.44〜−4.07）	<0.00001
	拡張期	−2.68（−4.21〜−1.15）	0.0006

+2.9％）および TG（7.04 mg/dl, ＋6.3％）が有意に増加したが，HDL, LDLには有意な変化は認められなかった.

考 察

このメタ解析では減塩による降圧効果に人種により違いが認められているが，2015 年の Graudal らの解析においてはそのような人種差は認められていない．これには，人種以外に，試験開始前の血圧レベル，年齢，減塩の程度などの違いにより解析結果が影響を受けたことが推測される．すなわち，血圧が高い対象群ほど減塩による降圧効果が大きいと考えられる.

食塩摂取の増減という介入の性質上，多くの研究が二重盲検でないことは，今回のメタ解析の限界である．また，250 mmol/日を超える高食塩食や継続期間が 1 週間未満の研究も解析結果にバイアスとなりうるが，そのような研究を除外して解析をおこなっても同様な結果であった.

減塩により，レニン，アルドステロンおよび交感神経活動は亢進し，心拍数も 2.4％増加することが報告されている．このような神経内分泌系の亢進は，心血管系の障害を促進することが懸念される.

おわりに

このメタ解析の結果では，正常血圧の場合，とくにア

ジア人においては減塩による降圧効果は有意ではなく，食塩摂取量が多く高血圧の抑制のために減塩が勧められるわが国においては参考になる情報である．すなわち，公衆衛生学的なポピュレーション・ストラテジーとしては，高血圧の集団に対し重点的に介入をおこなうことが効率的かつ効果的であると考えられる．わが国を含め東アジア人においては脳卒中の発症が多く，これには高血圧が危険因子として大きな影響を及ぼす．高血圧患者に対する減塩による降圧効果は数 mmHg 程度であるが，収縮期血圧 1 mmHg の低下により脳卒中のリスクが 3.8％減少することが推算されており，医療経済的な観点からも非薬物的なアプローチとして積極的に推奨される.

基礎医学的な研究においてはレニン・アンジオテンシン・アルドステロン（RAA）系や交感神経系の亢進は血圧上昇とともに心血管系組織障害を促進することが示されており，RAA 系や交感神経の抑制薬は中心的な降圧薬であるとともに循環器系臓器保護のエビデンスが示されている．減塩に対する生体の代償機構としての RAA 系や交感神経系の亢進は，心血管イベントの発症を促進するものではないと思われるが，その臨床的な意義は明らかではない.

2日間薬飲み忘れの血圧値への影響—ARB，Ca拮抗薬の比較

The effects of missed doses of amlodipine and losartan on blood pressure in older hypertensive patients.
de Leeuw PW *et al*：*Hypertens Res* **40**：568-572, 2017

レヘマンラタパティ[1]　下澤達雄[2]

[1]東京大学大学院　臨床病態検査医学分野　[2]国際医療福祉大学　臨床検査医学講座

はじめに

　高血圧症は自覚症状がない疾患としてよく知られている．それゆえ患者が服薬アドヒアランスを保つことが困難である．95％の高血圧患者が少なくとも1年に1回は服用を忘れるといわれている．降圧薬は1日1回の内服で，24時間よりやや長い期間効果を発揮する．いくつかの研究では，50～60歳の患者における，休薬後の降圧薬の有効性は評価されている．しかし高齢患者のデータはない．年齢とは関連なくすべての降圧薬には臓器保護効果が認められ，どのクラスの降圧薬も高齢患者に処方されうる．この研究は，通常的に処方された2種類の降圧薬，アムロジピンおよびロサルタンの休薬後の降圧効果を65歳以上の患者で比較した．

対象と方法

　本研究は，新たに，またはすでに本態性高血圧と診断された65歳以上の患者（211人）を対象に下記のいずれかを満たすものを対象とし，ランダム化した．① 外来拡張期血圧95 mmHg＜DBP≦115 mmHgおよび収縮期血圧140 mmHg＜SBP＜200 mmHgを少なくとも2回以上満たし，② 降圧薬投与後日中24時間血圧はDBP＞85 mmHg．4週間の一重盲検，プラセボウォッシュアウト期間の後，患者は治療の最初の6週間，1日1回5 mgのアムロジピンまたは1日1回50 mgのロサルタンのいずれかを内服するように割り当てられた．6週間治療後に患者の外来拡張期血圧が90 mmHg以上を超えた場合は，治験薬の投与量をアムロジピンは1日1回10 mgまたはロサルタンは1日100 mgに増量し，さらに6週間

投与を継続した．12週間の治療終了後，2日間プラセボを投与して，休薬（薬飲み忘れ）期間とした．各患者は4週間のプラセボ，12週間の治療，および2日間の休薬の終了時，血圧を24時間携帯型血圧計（ABPM）で測定した．

結　果

　211人の患者のうち106人がアムロジピン群，105人がロサルタン群に分かれた．2つの治療群の平均年齢，年齢分布，病歴およびBMIは同様であった（**表**）．6週間の治療後，46％のアムロジピン群および60％のロサルタン群は，投与量を増量された．12週間治療後では，アムロジピンはロサルタンより血圧を有意に低下させた（アムロジピン群168±13/101±6 mmHgから144±17/85±8 mmHg，ロサルタン群168±12/101±6 mmHgから150±20/87±9 mmHg）．休薬期間の血圧はアムロジピン群で平均6±2/2±1 mmHg（$p<0.0001$），ロサルタン群で3±2/2±1 mmHg（$p<0.0001$）上昇した．収縮期血圧の上昇は，アムロジピン群ではロサルタン群よりも高かった（$p<0.0001$）．拡張期血圧については，変化に差を認めなかった．しかし，休薬後の血圧を比較すると，治療中の降圧度の違いからロサルタンよりもアムロジピンでは依然として有意に収縮期血圧が低かった（アムロジピン群148±15/87±9 mmHg，ロサルタン群153±17/88±9 mmHg）（$p<0.01$）．拡張期血圧に関しては有意な差はなかった（**図**）．

表. 患者背景

	アムロジピン	ロサルタン
患者人数	106	105
男性/女性	49/57	41/64
年齢, 歳		
65～74	94	82
75～84	11	21
≧85	1	2
平均年齢, 歳	70	71
範囲	65～87	65～95
病歴		
高血圧の既往歴, 歳	13	12
範囲	0～50	0～54
脳血管疾患, %	7	4
末梢血管疾患, %	9	7
虚血性心臓, %	11	5
BMI, kg/m^2	27.0±1.5	26.7±1.5

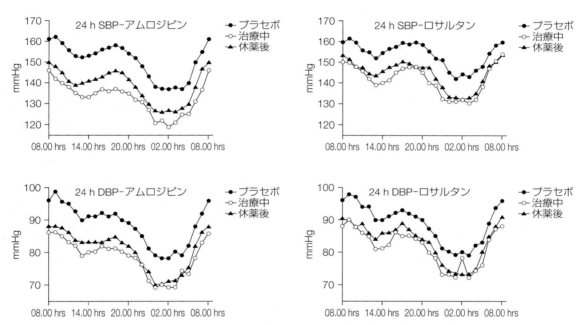

図. プラセボ, 治療中, 休薬後の 24 時間血圧
（論文の Figure 2 より）

考 察

アムロジピンは, ロサルタンより血圧を低下させ, 2日間の休薬後も血圧を維持するのに有効であり, その差は収縮期血圧にとって最も有意であった. 本研究から, 治療を中止することへの影響は, アムロジピンとロサルタンの薬物動態特性の違いに基づいて単純に予測することはできないと考えられる. しかし, 休薬後の血圧の上昇は治療中の血圧が低いほど大きくなる可能性が考えられる.

おわりに

65歳以上の患者でおこなったこの研究の結果は, ロサルタンと比較して, アムロジピンが治療中の血圧をより低下させること, および2日間の休薬後にも有意に効果的であることを示している. 本研究結果は, 高齢者の高血圧診療ガイドラインにおける薬剤選択に関連する可能性がある.

Information Up-to-Date 1572

起立性低血圧と認知症リスク

Orthostatic Hypotension and Risk of Incident Dementia : Results From a 12-Year Follow-Up of the Three-City Study Cohort.
Cremer A *et al* : *Hypertension* **70**, 44-49, 2017

小原克彦

愛媛大学 社会共創学部

はじめに

起立性低血圧（OH）は，死亡や心血管病のリスクであることが示されている．OH により脳血流の変動が起こるため，認知症のリスクとなることが考えられる．事実，認知症患者では OH の頻度が高く，OH を有する軽度認知機能障害（MCI）では，認知症への進展リスクが高いことも報告されている．一般住民において OH と認知機能障害との関係は多く調べられているが，OH と認知症リスクとの関係に関しては一致した結論が得られていない．OH と認知症との関係を長期間みた Three-City study の成績が報告された（Cremer A *et al* : *Hypertension* **70** : 44, 2017）．

方　法

フランスの 3 つの都市（Bordeaux, Montpellier, Dijon）に在住の 65 歳以上の一般住民 7,425 名を 12 年間追跡した．この間，2～3 年ごとのフォローアップが 5 回おこなわれている．認知症の診断は，各フォローアップ時に 3 段階の方法でおこなわれた．全例（Bordeaux と Montpellier），MMSE と Isaac テストの点数に基づき認知症リスクと判定された例（Dijon）の認知機能を精神科医が診断した．その判定に基づき，認知症専門の別の精神科医/老年病医により，DSM-IV に基づき認知症の診断がなされた．アルツハイマー病（AD）は，NINCDS-ADRSA 基準に基づいて診断された．

OH は，5 分間以上の臥位安静時の血圧と起立直後の血圧をオシロメトリック法にて右上腕で測定し，SBP 20 mmHg または DBP 10 mmHg 以上の低下と定義した．また軽度 OH（SBP 10 mmHg または DBP 5 mmHg 以上低下），高度 OH（SBP 30 mmHg または DBP 15 mmHg 以上）をそれぞれ定義した．

結　果

OH の有無で分類した参加者の臨床的背景を**表1**にまとめる．OH は全体の 13% に認められ，高齢で高血圧や降圧薬服用頻度が高く，ベースの血圧も有意に高値であった．

認知症発症のハザード比を**表2**にまとめる．平均 7.5 年間のフォローアップ期間に 760 例が認知症と診断され，このうち 304 名が死亡した．認知症の診断から死亡までの期間は，平均 4.96 年であった．

OH は認知症発症のリスクであった（**表2**）．より感受性の高い疾患-死亡モデルを用いた検討においても，OH は同程度のリスクであることが示された．

さらに，認知症の病型を検討したところ，512 例が AD，151 例が血管性認知症と診断された．それぞれに対する OH のリスクは，Cox 回帰解析では有意差を示さず，AD〔HR 1.19（0.91～1.57），p＝0.21〕，血管性認知症〔HR 1.42（0.92～2.15），p＝0.11〕であった．

考　察

Three-City Study において，OH の存在は 12 年間の認知症発症のリスクであった．この関係は，ベースラインの認知症危険因子の差異では説明できず，認知機能（p＝0.42），うつスコア（p＝0.10），教育レベル（p＝0.90）や ApoE4 頻度（p＝0.31）には OH の有無で差がなかった．

立位に伴う血圧低下は自律神経機能障害のマーカーであり，血圧変動性の増加につながる可能性がある．受診間の血圧変動が認知症発症予測因子であることが報告されている．OH は短期間の血圧変動であり，血圧変動と認知症との関連に新たなエビデンスが加わった．脳の微小循環の障害を伴う血圧変動が，虚血の反復につながると考えられる．

他の血管変動性指標と異なり，OH は多くの原因が存

表 1. 起立性低血圧の有無でみた対象者の臨床的特徴

パラメータ	n	起立性低血圧なし (n=6,447)	起立性低血圧あり (n=978)	p 値
年齢, 歳 (平均±SD)	7,425	73.39 (±4.9)	74.27 (±5)	<0.0001
性別 (%男性)	7,425	39.46	42.84	0.0440
BMI (平均±SD)	7,414	25.74 (±4)	25.32 (±4)	0.0023
SBP (平均±SD)	7,425	140.00 (±20)	150.00 (±22)	<0.0001
DBP (平均±SD)	7,425	80.00 (±10)	85.00 (±13)	<0.0001
心拍数 (平均±SD)	7,410	67.00 (±10)	67.50 (±11)	0.3850
心血管病既往, %	7,424	8.56	10.73	0.0250
糖尿病, %	7,391	7.40	8.80	0.1060
高血圧, %	7,378	39.70	47.44	<0.0001
現喫煙, %	7,379	35.53	32.82	0.1050
脂質異常, %	7,315	33.45	39.33	0.0650
向精神病薬, %	7,425	25.56	26.07	0.7300
降圧薬, %	7,425	48.14	59.30	<0.0001
ApoE4, %	7,234	20.32	21.72	0.3166
認知機能障害, %	7,341	4.69	4.11	0.4210
うつ, %	7,396	13.02	14.92	0.1040
教育歴, %	7,412	24/36/20/20	24/35/22/19	0.9015

認知機能障害：MMSE 23 点以下

表 2. 単変量および多変量解析による 12 年間の追跡期間中の認知症発症リスク

パラメータ	Model 1 (n=7,129)			Model 2 (n=6,773)		
	HR	95% CI	p 値	HR	95% CI	p 値
OH* (n=117)						
Cox	1.19	0.98~1.46	0.0783	1.23	1.01~1.51	0.0457
ID model	1.26	1.03~1.53	0.0244	1.24	1.02~1.52	0.0412
軽度 OH* (n=278)						
Cox	1.20	1.04~1.40	0.0149	1.23	1.05~1.43	0.0086
ID model	1.23	1.06~1.43	0.0074	1.23	1.05~1.43	0.0086
高度 OH* (n=46)						
Cox	1.54	1.15~2.08	0.0043	1.57	1.15~2.14	0.0043
ID model	1.51	1.11~2.04	0.0077	1.51	1.12~2.04	0.0077

Cox 解析　Model 1：健診センターで補正；Model 2：健診センター，糖尿病，心血管病既往，高血圧，ApoE4，教育歴，うつ症状および認知機能で補正

疾患-死亡モデル　Model 1：0-1（ベースラインから認知症）への移行，検診センターで補正，0-2（ベースラインから死亡）への移行，性別と健診センターにて補正；Model 2：0-1 への移行，健診センター，糖尿病，心血管病既往，高血圧，ApoE4，教育歴，うつ症状および認知機能で補正

HR：ハザード比，CI：信頼区間

*OH 群での認知症発症数

在する．OH は神経変性疾患（パーキンソン病など）にみられるような血圧を調整する中枢性機能障害による場合や，血管老化にみられるような末梢性の圧受容器の障害による可能性がある．このため，OH を純粋な血管老化や神経変性による認知症プロセスの早期マーカーと決めるのは困難である．

しかし，いくつかの理由で，OH は血管老化のマーカーであると考えることができる．まず，本研究コホートにおいて，OH 群は高齢で，高血圧や心血管病の頻度が有意に高く，心血管リスクが高いと考えられる．また，長年にわたり OH が認知症の唯一の症状である可能性は極めて低い．さらに，中枢性の OH は通常他の自律神経症状，心拍数の異常などを伴うが，本研究では，認知症と起立に伴う心拍数の変化には関連がなかった．また，自律神経障害の原因である糖尿病も OH 群間で差がなかった．

おわりに

本研究では，全例の 20%ほどで起立後の血圧測定がおこなわれていなかったため，一般住民を反映していない可能性がある．起立後 3 分間の血圧測定をおこなっておらず，OH の頻度が低くなった可能性がある．また，OH に伴う症状を確認していないなどの制限がある．

OH の評価は，認知症高リスク群の検出に有用である．OH の軽減が認知症抑制につながるか今後の検討課題である．

特集 | 厳格な降圧療法の有効性と意義を熟考する

厳格降圧における血圧測定法
—自動診察室血圧測定の意義と限界—

浅山　敬[1,2]

SUMMARY

SPRINT では，降圧の判断基準となる外来血圧の測定に厳格な規定を設けた．これは特に，医療スタッフが血圧測定中に側にいないことで狭義の白衣効果を除外できる点が最大の特長である．しかし，この方式は automated office blood pressure（AOBP）とも称されているが，元来の AOBP の定義とは異なっている．また，日本高血圧学会のガイドラインに従った外来血圧測定でも，自動血圧計を用いると AOBP に近い条件まで測定精度を高められ得る．ガイドラインを遵守した正しい外来血圧測定が重要である一方，家庭血圧などの診察室外血圧情報を活かした高血圧診断・治療が引き続き求められよう．

KEY WORDS

自動診察室血圧測定，AOBP，家庭血圧

はじめに

血圧は一般に the lower, the better と捉えられているが，Jカーブ現象の存在も指摘されており，特に厳格な降圧療法をおこなう際には対象者の血圧を正確に把握することが必要である．SPRINT では，降圧の判断基準となる外来血圧の測定に際して，通常と異なる automated office blood pressure（AOBP）とも称される厳格な規定に従っていた[1]．ただ，わが国で幅広く用いられている家庭血圧と自由行動下血圧測定（ABPM）が，診察室外での血圧測定であるのに対し，AOBP は通常の外来血圧測定と同様に病院・クリニックで測定されるものであり，両者の特性は自ら異なる．本稿では AOBP の有用性や課題を検証するとともに，診察室外血圧の特性を AOBP と比較する形で概説し，厳格療法における血圧の捉え方に関する現況を述べる．

1. AOBP

SPRINT の結果は省略するが，ここから降圧治療の血圧目標域を年齢にかかわらず収縮期 120 mmHg 未満にすべきと結論づけるのは早計である．SPRINT での外来血圧の測定は，自動血圧計を用いて日常診療よりもかなり厳格な条件下でおこなわれているためである．具体的には次のステップである．

（1）医療スタッフは血圧計の腕帯（カフ）を患者に巻き，測定室を離れる．

（2）患者はそのまま測定室内で単独で5分間安静待機する．

（3）5分後に血圧計が自動駆動し，1分間隔で3回血圧が測定・自動記録される．

こうして測定された3回平均値が，SPRINT では受診ごとの血圧値として試験プロトコルに沿った治療内容の調整に用いられた[1,2]．この方式は，血圧測定時に医療ス

---

[1]帝京大学 衛生学公衆衛生学　[2]東北大学大学院 医薬開発構想

特集　厳格な降圧療法の有効性と意義を熟考する

タッフが患者の周囲にいないことで，白衣効果の影響を除外することができる．ただし医療機関という特別な環境下であるのには変わりなく，いわゆる診察室効果の影響は変わらず受ける．また，測定前後の準備や片付け時間，血圧計の駆動時間を含めると，患者一人当たり専用の個室を10分以上占有することになり，臨床研究ではおこなえても実地臨床では難しい．なお，糖尿病患者に対してはSPRINTと同じ研究グループが以前，action to control cardiovascular risk in diabetes（ACCORD）-BP試験で厳格降圧の有用性を証明しきれなかったとの結果を報告している[3]．ACCORD-BPの論文上では，血圧測定の詳細について一切明らかにされていないが，SPRINTと同じ血圧計HEM-907を用いていることは明記されており，また研究グループが後に学術誌へ寄せたコメントレターでSPRINTと同様の測定法であったことを述べている[4]．

このような厳格な外来血圧測定は"AOBP"と名づけられ，すでにカナダやオーストラリアの高血圧ガイドラインでも言及されるなど認知度が高まりつつある．特にカナダの2017年の高血圧ガイドラインではAOBPでの測定が推奨され，そうでない外来血圧はNon-AOBPと名づけて別の血圧情報として取り扱われている[5]．しかし，もともとAOBPの規定は，「複数回の測定（3回以上[6]）」「電子デバイスによる自動測定・記録」「被検者が個室に単独で隔離され外部要因に邪魔されない状態でいること」の3点であり[1][6]，初回測定までの待ち時間，また測定間隔の規定は一切ない．AOBPの概念・名称はカナダの研究グループから提唱され広まったが[1]，そのグループが用いている血圧計は専らBpTRUというカナダ製の自動血圧計である．BpTRUは，初期設定がわが国で用いられている自動血圧計とは大きく異なっている．まず，初回測定までの待ち時間が設定されておらず，被検者はカフを装着された後すぐに血圧測定がおこなわれ得ることになる．ただし初回の測定値は，その受診回の血圧平均値からは除外され，続けて自動的に測定される2～6回目の血圧値5回分の平均が自動的に計算・採用される仕様になっている．初回測定の後で医療スタッフが患者のもとを離れれば，2～6回目の血圧測定はAOBPの定義どおりとなる．しかし一方で，測定間隔は"from the start of 1 reading to the start of the next one"，すなわち前回測定開始時から次の測定開始時までとみなされ，1～5分間隔で設定される．一般に血圧測定の間隔はend to start，すなわち前回の測定が終了してカフ内が完全に減圧されたタイミングから次の測定開始時までで表わされることが多い．もし，BpTRUのstart to startで1回の血圧測定に40秒を要した場合，end to startとしては20秒しか間隔が保たれないことになる．こうした仕様はBpTRUの初期設定であり，同機を用いた血圧測定に関するメタ解析では各研究で多くの仕様変更が施されていることがわかる（**表1**）．しかし，少なくともBpTRU，あるいはそれを用いて当初カナダグループが提唱していたAOBPの定義が，SPRINTの血圧測定条件とかなり異なっていることには留意する必要がある．なお，カナダの2017年ガイドラインでは測定前安静時間は定めず，測定間隔は1～2分としている[5]．**表2**に，わが国のガイドラインを含めた測定条件の差異をまとめたが，わが国の実地臨床でも自動血圧計が頻用されるようになった現在，これをAOBPとあえて区別する積極的理由には乏しい．ただし，AOBPが通常の実地臨床で測定される外来血圧よりも14.8/7.8 mmHgも低いとの報告もあり[1]，そもそも日常診療でガイドラインあるいはAOBPなどの規定どおりに血圧が測定されていない・実施困難であることも大きな問題である．なお，世界的にはMicrolife社のWatch BPシリーズもAOBPの測定が可能な機種として広く販売されており（わが国では市販されていない），同社はSPRINTの測定条件に合わせたモードを"SPRINT algorithm"と謳っている．

2．診察室外血圧：家庭血圧とABPM

診察室外血圧は，世界的にABPMが標準的な測定法となっている．特に血圧の日内変動や昼中・夜間の血圧格差の判定にABPMは有用である．わが国では10年ほど前から保険適用ともなっているが，点数は200点と高くなく，欧米諸外国ほど活用されていないのが現状である．日本高血圧学会の高血圧治療ガイドラインでは，高血圧の診断に際して必要に応じてABPMをおこない，24時間平均130/80 mmHg以上，昼間平均135/85 mmHg

表 1. BpTRU を用いた先行研究の AOBP 測定条件

文献著者，出版年	測定前安静時間（分）	測定回数	監視下測定	測定間隔	非監視下時間（分）	総所要時間（分）
Myers & Valdivieso, 2003	3	3	なし	2	7	7
Beckett & Godwin, 2005	5	5	初回	1 or 2	4 or 8	9 or 13
Culleton, 2006	5	5	不明	5	不明	25
Myers, 2008	不明	5	不明	1 or 2	不明	4 or 8＋α
Myers, 2009	不明	5	初回	1 or 2	4 or 8	4 or 8＋α
Myers, 2009	不明	5	初回	1 or 2	4 or 8	4 or 8＋α
Streigerwalt, 2009	不明	不明	なし	不明	不明	不明
Myers, 2010	不明	5	初回	1	4	4＋α
Myers, 2010	0	5	なし	不明	5＋α	5＋α
Godwin, 2010	不明	5	不明	不明	不明	不明
Godwin, 2011	5	5	初回	1 or 2	4 or 8	9 or 13
Myers, 2011	不明	5	初回	2	8	8＋α
Lamarre-Cliché, 2011	5	5	初回	1	4	9
Myers, 2012	不明	5	初回	1 or 2	不明	4 or 8＋α
Myers, 2012	不明	5	初回	2	8	8＋α
Brothwell, 2013	不明	5	すべて	1	0	4＋α
O'Shaughnessy, 2013	不明	5	初回	2	8	8＋α
Edwards, 2013	5	5	初回	1	4	9
Armstrong, 2015	不明	5	初回	2	8	8＋α

注：監視下とは，医療従事者が測定時に被検者の側にいることを指す．
　　非監視下時間ならびに総所要時間については，測定前安静時間などが不明な場合は＋αと追記した．
（Jegatheswaran J et al, 2017[13]より，個々の先行研究は文献内参照）

表 2. 外来自動血圧測定の条件の差異—BpTRU vs. SPRINT vs. JSH2014

	AOBP by BpTRU	AOBP on SPRINT	JSH2014
測定前安静時間	定義なし（不明～最大5分）	5分	数分
安静待機中の医療従事者	居ることが多い	離れる	居ることが多い
測定状況チェック	初回のみ監視下	事前説明後に離れる	すべて監視下
測定間隔	1～2分（start to start）	3分（end to start）	1～2分（間隔タイミングの指定なし）
総測定回数	6回	3回	2回以上
採用値	2～6回目の平均値	すべての平均値	誤差約5mmHg未満の2回の平均値

注：BpTRU は初期設定ならびにメタ解析[13]で採用された研究の標準的な設定
　　JSH2014[7]は，日本高血圧学会の高血圧治療ガイドライン2014に基づき，医師が患者の血圧を自動血圧計で測定した場合を想定

以上，夜間平均120/70 mmHg以上であれば高血圧と定めている[7]．

一方，わが国では家庭血圧が高血圧の診断・治療の主軸に据えられている．筆者らが実施した家庭血圧に関する介入試験 hypertension objective treatment based on measurement by electrical devices of blood pressure（HOMED-BP）研究からは，未治療高血圧患者において降圧薬投与前の家庭血圧値と，降圧治療後の家庭血圧値がともに低いほど重篤循環器イベントは独立して低下していた．図のように対象者を血圧レベルで均等に3分割すると，低値群の治療中の収縮期家庭血圧は平均117 mmHg以下であり，ここまで家庭血圧を下げた場合の重篤循環器イベントは他の2群よりも有意に低くなってい

た[8]．これは，ランダム化された目標血圧域での比較ではないが，間接的ながら家庭血圧に基づいた厳格な降圧の有用性を裏づける結果である．また，家庭血圧は初日・1回目の家庭血圧測定だけでも脳卒中・循環器予後が強く予測でき，さらに測定日数が増えるにつれて予後予測能が高まる[9][10]．家庭血圧の長期の遠隔管理（telemonitoring）の有用性も示されつつあり[11]，筆者らの研究グループも家庭血圧に基づいた遠隔治療に関する介入試験を計画中である（臨床試験登録：UMIN000028937）．

3. 厳格降圧療法における血圧測定

2017年11月に発表された米国の ACC/AHA ガイドラ

特集　厳格な降圧療法の有効性と意義を熟考する

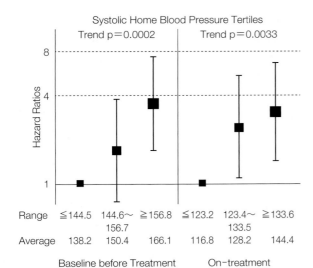

図．患者の降圧治療開始前（左図），投薬治療後（右図）それぞれの収縮期家庭血圧で，対象患者を独立して均等3分割した場合の重篤循環器イベントリスク—HOMED-BP研究
どちらも低値群を対照に，各種危険因子ならびに治療の開始前・治療後双方の血圧値で互いに調整している．黒四角がリスク（ハザード）の値（面積は循環器イベントの数に比例），上下に伸びるバーが各々の95％信頼区間．グラフ下の数値は，収縮期家庭血圧の幅と平均値
（Asayama K, 2017[8]より）

インで，外来血圧の降圧目標が130/80 mmHgに引き下げられ，議論となっている．これはSPRINTの収縮期血圧120 mmHg未満と，通常の外来血圧における高血圧140/90 mmHgの折衷案とも呼べるものだが，ここでは血圧測定環境の差異についての議論が深まっていない．自動血圧計でなく手動の血圧計で医師が測る場合であっても，ガイドラインどおりの十分な安静時間などが遵守された外来血圧値は，そうでない外来血圧値よりも低くなることが予想される．ガイドライン遵守の条件下で降圧目標を130/80 mmHgに引き下げるのは感覚的に肯けるが，あまり十分なエビデンスに基づいた基準値とはいえないだろう．また，非公式ではあるが，SPRINTで全例がAOBPあるいはSPRINT algorithmとして定めた測定条件に従って血圧測定されたかどうか疑義を唱える声もあり[12]，臨床試験あるいは実地臨床で血圧測定法の遵守をどう担保するか，これから議論されるべき課題である．

一方で，先のABPMの基準値，またわが国発の家庭血圧の高血圧基準値135/85 mmHgは，介入試験ではないものの世界各国の疫学研究によってその妥当性と重要性が証明されている．特に家庭血圧は，患者・被検者が自発的に測定条件を揃えて血圧を日々測定することで，値の正確性が高いうえに受療アドヒアランスも自ら高まる利点がある．AOBPと家庭血圧，またABPMとの差異にはまだ不明点が多い．現在，日本高血圧学会ではSPRINTで用いられた条件に沿ったAOBPの特性を明らかにする臨床研究を遂行しており（http://www.jpnsh.jp），AOBPと診察室外血圧の差異の解明につながることが期待される．

おわりに

わが国の実地臨床の現状を踏まえると，家庭血圧を高血圧診断・治療の根幹と位置づける現在の高血圧治療ガイドライン方針[7]は妥当と考えられる．AOBPの有用性はまだ定まっていないが，そもそも自動血圧計を用いた診察室での血圧測定は，わが国でも以前からごく普通におこなわれている．確かに医療スタッフのいない環境下での測定は狭義の白衣効果の除外に有効と考えられるが，患者・来院者が自分自身でアームイン式の血圧計で測定するシーンを考えれば，その測定条件を厳格化した形がカナダ発のAOBPと捉えることもできる．診察室外血圧を把握したうえで，AOBPをことさらに特別視するのではなく，従前からの外来での血圧測定をしっかりおこなう重要性を，SPRINTの結果は改めて示しているのかもしれない．

文献

1) Myers MG : *J Clin Hypertens (Greenwich)* **18** : 721, 2016
2) Drawz PE et al : *Hypertension* **69** : 42, 2017
3) ACCORD Study Group : *N Engl J Med* **362** : 1575, 2010
4) Pandit JA et al : *Hypertension* **67** : 270, 2016
5) Leung AA et al : *Can J Cardiol* **33** : 557, 2017
6) Stergiou GS et al : *J Am Soc Hypertens* **10** : 613, 2016
7) Shimamoto K et al : *Hypertens Res* **37** : 253, 2014
8) Asayama K : *Hypertens Res* **40** : 856, 2017
9) Niiranen TJ et al : *Am J Hypertens* **28** : 595, 2015
10) Ohkubo T et al : *J Hypertens* **22** : 1099, 2004

11) Omboni S *et al* : *Curr Hypertens Rep* **17** : 535, 2015

12) Parati G *et al* : *Hypertension* : [Epub ahead of print],
2017

13) Jegatheswaran J *et al* : *Can J Cardiol* **33** : 644, 2017

| 特　集 | 厳格な降圧療法の有効性と意義を熟考する |

脳卒中一次予防の観点からみた厳格降圧療法

北川一夫*

SUMMARY

疫学的には脳卒中と高血圧の関連は一次予防の観点から極めて密接である．脳出血，アテローム血栓性脳梗塞，ラクナ梗塞の基盤となる血管病変への直接的な危険因子としての関与に加え，心原性脳塞栓症へも心房細動発症リスクを高めることにより脳卒中発症を高める．コホート研究では全脳卒中，脳出血発症は収縮期血圧 120 mmHg 以上で，脳梗塞発症は 140 mmHg 以上で高まることを支持するものが多い．脳出血リスクの高いと予想される患者，とくに抗血栓薬内服中の患者では脳出血回避の観点から 130 mmHg 未満への管理が推奨されている．脳主幹動脈に高度狭窄病変のない限り，脳卒中予防の観点からは the lower, the better すなわち収縮期血圧 120 mmHg 未満を目指した厳格降圧療法が望ましいと考えられる．

KEY WORDS

脳血流自動調節能，脳出血，脳梗塞，血圧変動性，脳小血管病

はじめに

　脳卒中は現在でもわが国の死因の第 4 位を占める疾患であり毎年 11 万人以上の方が脳卒中で亡くなっている．さらに社会的に大きなインパクトは，脳卒中が高齢者要介護原因疾患の第 1 位であることである．健康寿命の延伸が叫ばれる中，脳卒中は生活の質を低下させる最大の疾患といっても過言ではない．脳卒中と高血圧の関連を考えるうえでは，脳卒中各病型の危険因子の寄与の違いを理解し，そのうえで臨床大規模試験にて得られた結果を考察する必要がある．

1．脳卒中各病型と高血圧との関わり（図 1）

　脳卒中には，年齢，男性，高血圧，糖尿病，脂質異常症，心房細動，喫煙，飲酒といった危険因子があることが知られている．危険因子と脳卒中の関わりを考えるうえで，脳卒中には複数の病型があることを念頭に置く必要がある．わが国の脳卒中の約 7 割は脳梗塞，2 割が脳出血，5〜10％がくも膜下出血となっている．欧米では脳出血の頻度そのものが少なく 10％未満であり，かつその半数はアミロイドアンギオパチーが背景となる脳葉型出血である．一方，わが国では脳出血の 8 割は高血圧性脳出血である．また脳梗塞には主要 3 病型としてアテローム血栓性脳梗塞，ラクナ梗塞，心原性脳塞栓症が存在する．頸動脈分岐部などの脳主幹動脈のアテローム硬化病変はアテローム血栓性脳梗塞の原因として重要であるが，糖尿病，脂質異常症，喫煙とともに高血圧が関与する．さらに脳細動脈硬化が原因となるラクナ梗塞へはリスクファクターとして年齢と高血圧の関与が強い．一方，心原性脳塞栓症ではその原因の 8 割を占める非弁膜症性心房細動の発症を高血圧が高めるとともに，心房細動患者での脳塞栓リスクスコア CHADS2 スコアの H に示されるように，高血圧は心房細動患者での脳塞栓リスクを高める一因である．このようにみてみると，高血圧

*東京女子医科大学　神経内科

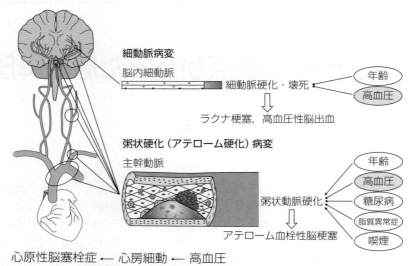

図 1. 脳卒中各病型と動脈硬化危険因子の関わり
高血圧はほぼすべての脳卒中病型に直接的, 間接的に関与している.

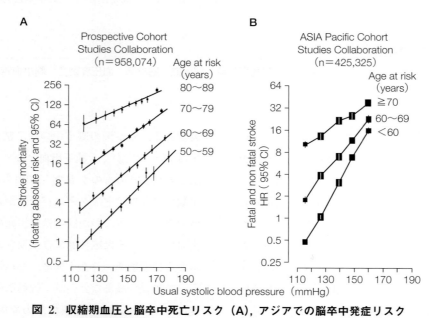

図 2. 収縮期血圧と脳卒中死亡リスク (A), アジアでの脳卒中発症リスク (B) との関連[1]
各年代において血圧の上昇とともに脳卒中リスクが高まることが示されている.
(Zhang H et al, 2006[1] より)

は脳卒中のほぼすべての病型の発症に直接的, 間接的に関与していることが推測される (**図1**). このことは他の動脈硬化危険因子より高血圧が脳卒中と関わりが深いとされる原因になっていると考えられる.

2. 脳卒中危険因子としての高血圧の関与

国際的なコホート研究のメタ解析では, 収縮期血圧が120 mmHg以上であれば年齢にかかわらず血圧が高いほど脳卒中による死亡リスクが高まることが報告されている (**図2A**)[1]. またアジア人種を対象としたメタ解析で

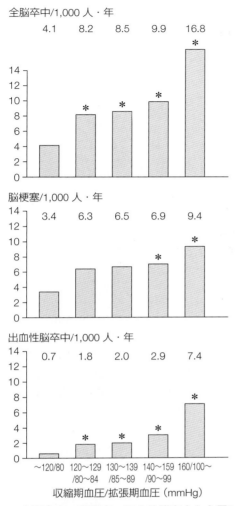

図 3. 全脳卒中，脳梗塞，出血性脳卒中と血圧レベルの関連[2]
＊は 120/80 mmHg 未満群に対し有意にリスクが高いことを示す．
(Fukuhara M et al, 2012[2] より)

は，60 歳未満，60 歳代，70 歳以上のどの年代群においても収縮期血圧が 120 mmHg 以上であれば血圧が高くなるほど脳卒中発症リスクが高まることが報告されている（図2B）．わが国の久山町研究では脳卒中各病型と血圧との関連が明瞭に示されている（図3）[2]．脳卒中全体および脳出血では収縮期血圧 120 mmHg 以上で発症リスクが高くなる．一方脳梗塞では収縮期血圧 140 mmHg 以上でその発症リスクが高まる．また抗血栓薬内服中患者を対象としたわが国の前向き登録研究では，収縮期血圧 130 mmHg 以上で出血合併症，とくに脳出血リスクが高まることが報告されている[3]．脳梗塞に比し脳出血ではより低い血圧レベルからリスクとなることが示されている．

3. 臨床大規模介入試験から

　高血圧患者で収縮期血圧を 10 mmHg 低下させると脳卒中リスクは約 30% 低減することが示されており，高血圧患者においては降圧薬を使用して血圧を 140/90 mmHg 未満に管理することが強く推奨されている．では脳卒中予防のための至適血圧はどのぐらいか，が話題になるが明確な結論を得ていない．ACCORD 試験[4]においては糖尿病患者で収縮期血圧を 120 mmHg 未満に管理する厳格管理群では通常管理群に比し心血管イベントに差はなかったが，脳卒中発症は厳格管理群で有意に低下していた（図4）．しかし SPRINT 試験[5]では収縮期血圧を 120 mmHg 未満に保つ厳格管理群で心血管イベント全体は減少したが，脳卒中発症リスクは両群間で差がなかった（図4）．一見矛盾するような2つの結果であるが，脳卒中病型について記載されておらず詳細が不明である．また脳卒中二次予防試験であるがラクナ梗塞を対象とした SPS3 研究[6]では，収縮期血圧を 120 mmHg 未満に保った厳格管理群で脳卒中全体の再発は差がなかったが，脳出血発症リスクが有意に低下していた．

　また高血圧患者に降圧治療をおこなう際に，血圧変動性の抑制を念頭に置いた薬剤治療が重要である．UK-TIA Aspirin 試験，ASCOT-BPLA 試験では血圧変動性は脳卒中発症リスクを有意に高め[7]，血圧変動性を最も抑制するのは長時間作用型 Ca 拮抗薬であることが示された．

おわりに

　脳卒中と高血圧の関連は密接であり，高血圧患者における降圧療法が脳卒中リスクを低下させることは明らかである．今話題になっているのは目標血圧値をいくらに設定するかである．疫学研究と臨床介入試験の結果を合わせて考えると，脳卒中全体と脳出血の発症抑制には収縮期血圧 120 mmHg 未満，脳梗塞発症抑制には 140 mmHg 未満が目安になっているように思われる．今後の更なるデータの集積を待ちたい．

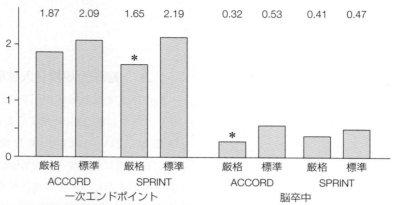

図 4. ACCORD 試験，SPRINT 試験における厳格血圧管理群，標準血圧管理群の心血管イベント（一次エンドポイント）と脳卒中の発症率
＊は標準群に対し厳格群で有意に低下していることを示す．

文 献

1) Zhang H et al：*Hypertension* **48**：187, 2006
2) Fukuhara M et al：*J Hypertens* **30**：893, 2012
3) Toyoda K et al：*Stroke* **41**：1440, 2010
4) ACCORD Study Group：*N Engl J Med* **362**：1575, 2010
5) SPRINT Research Group：*N Engl J Med* **373**：2103, 2015
6) Pearce LA et al：*Lancet Neurol* **13**：1177, 2014
7) Rothwell PM et al：*Lancet* **375**：895, 2010

特集 | 厳格な降圧療法の有効性と意義を熟考する

末期腎不全進行阻止の観点からみた 厳格降圧療法

長田太助*

SUMMARY

腎機能低下を抑制し，末期腎不全への進行を阻止するためには，高血圧合併 CKD 患者の降圧療法は必須である．しかし，実際降圧療法を施行する際に，どの程度の腎機能（CKD ステージ）の患者に，どの程度の強さ（降圧目標）でおこなうべきか，また高齢者にも同じ方針で臨んでよいのか，などについて明確に方針を出せない部分も多い．各種，高血圧に関する診療ガイドラインが発表されているが，その限界を十分に知ってから，実臨床の現場で活用すべきである．

KEY WORDS

CKD，急性腎障害（AKI），厳格降圧，蛋白尿，SPRINT 研究

はじめに

CKD 患者では血圧が高いほど腎イベントを発症しやすく，降圧により CKD の進展が抑制されることが示されている[1]．CKD 患者だけが対象ではないが，沖縄の長期観察したコホート研究でも，高血圧の重症度が上昇するほど末期腎不全まで進行しやすいことが報告されている[2]．CKD のステージが浅いうちには，降圧によって腎機能低下が抑制されることは確かであるが，CKD が高度になり腎機能が落ちた G3b〜G5 のステージの患者でも厳格な降圧によって，さらに腎機能低下を抑制できるのかどうかは明らかではない．降圧薬による介入の予後改善効果を検証する臨床研究においては，もともと進行した CKD 患者が除外されていることも多く，明確な結論が出しにくいという事情もある．この総説ではそれらの点も踏まえて検討してみたい．

1. 降圧薬の効果

糖尿病非合併例におけるメタ解析において，ACE 阻害薬は降圧度と蛋白尿の程度を補正しても腎機能低下を抑制すること，さらに尿蛋白 1.0 g/日以上の症例では収縮期血圧 130 mmHg 以上で有意な腎機能低下の進行がみられることが示されている[3]．また糖尿病性腎症では収縮期血圧が低いほど CVD 合併や死亡が少ないことが報告されているものの[4]，糖尿病非合併 CKD においては，さらに厳格な降圧療法がどれくらい腎保護的に働くか明確には示されてはいない．

糖尿病合併 CKD については，RENAAL 研究[5]で，心血管系の一次複合エンドポイントは対照群に比べて ARB（ロサルタン）群で有意に減少した．IDNT 研究[6]の高血圧合併 2 型糖尿病患者では，ARB（イルベサルタン）は一次複合エンドポイントをプラセボに比較して 20%，Ca 拮抗薬（アムロジピン）に比較して 23%減少させたが，これらの効果は血圧の変化には関係しなかっ

*自治医科大学 内科学講座 腎臓内科学部門

た. RENAAL 研究と IDNT 研究を合わせて post hoc 解析した結果[7]でも、血圧低下やアルブミン尿の減少は心血管イベントリスク低下と関連した.

一方、ARB による心血管イベント抑制効果は、しっかりと血圧が下げられている群でしかみられないとのシステマティックレビュー[8]もあり、レニン・アンジオテンシン（RA）系阻害薬を用いたとしても、降圧効果をともなわなければ心血管イベント抑制効果は期待できないと考えた方が良さそうである.

2. 蛋白尿と腎・心血管予後

糖尿病非合併 CKD の高血圧において、微量アルブミン尿レベル以上で RA 系阻害薬による腎保護効果が期待できる. AASK 研究[9]では、蛋白尿合併の有無にかかわらず厳格降圧群（目標血圧 125/75 mmHg 未満）の通常降圧群（目標血圧 140/90 mmHg 未満）に対する腎機能低下速度の抑制効果は認められなかった. 一方、蛋白尿（>300 mg/日）を有する群では、ACE 阻害薬は Ca 拮抗薬や β 遮断薬よりも腎機能障害進行を抑制できることが示されている[10]. MDRD 研究のサブ解析[11]で、尿蛋白 0.25 g/日以上で厳格降圧群において蛋白尿の増加が抑制され、尿蛋白 1 g/日以上では腎機能低下速度の減少が観察された. また AASK 研究、MDRD 研究と REIN-2 研究（CKD の原因疾患として 1 型糖尿病を含まない）の 3 つをシステマティックレビューした結果においても、厳格降圧により 50% 以上の GFR の低下、腎不全発現、腎死といった腎イベントが抑制されるのはある程度の蛋白尿を合併する群のみであって、蛋白尿が軽度の群では通常降圧と有意差がつかなかったと報告されている[12].

糖尿病合併 CKD において、治療介入によって蛋白尿、アルブミン尿の改善効果が良好なほど腎イベント、心血管イベント抑制効果も良好なことが示されており[13]、これについては臨床的経験からも納得のいくところである. 糖尿病の有無にかかわらず CKD における厳格降圧の意義について考察したメタ解析[14]でも、前述の糖尿病をほとんど含まない母集団でのシステマティックレビューとほぼ同様の結果であり、ベースラインで蛋白尿がある群でのみ厳格降圧群で 27% 腎不全の発症を抑制

したが、蛋白尿がない群ではその効果は得られなかった. 糖尿病の有無にかかわらず、CKD 患者において厳格（積極的）降圧が腎機能低下を抑制できるのはベースラインである程度の蛋白尿を合併する患者であることは確からしいが、それが蛋白尿の減少効果を介するのかなど因果に関しては、臨床研究の結果ゆえ明確ではない.

3. 現行の診療ガイドラインと最近の臨床研究の状況

日本腎臓学会の CKD 診療ガイドライン 2013[15]および日本高血圧学会の JSH2014[16]では、糖尿病合併 CKD では、すべての蛋白尿区分で 130/80 mmHg 未満を推奨し、糖尿病非合併 CKD の降圧目標はすべての蛋白尿区分で 140/90 mmHg 未満を推奨するが、特に軽度蛋白尿（A2）、高度蛋白尿（A3）区分では、より低値の 130/80 mmHg 未満を目指すとしている（**表1** の最上段参照）. CKD ステージ G3b 以降においては、副作用を考慮して RA 系阻害薬を高用量より使用せず、減量開始することも場合によって（特に高齢者では）推奨される. またそのような状況では、RA 系阻害薬を第一選択薬として降圧目標が達成できない場合、RA 系阻害薬を増量せず第二選択薬としての長時間作用型 Ca 拮抗薬、ループ利尿薬による併用療法をおこなうことが推奨されている.

糖尿病合併例や脳卒中既往例を除いた高血圧患者について、降圧目標 120 mmHg 未満（厳格降圧群）と 140 mmHg 未満（標準降圧群）との間で複合心血管病（心筋梗塞、その他の急性冠症候群、脳卒中、心不全、心血管死）の発症を比較した systolic blood pressure intervention trial（SPRINT 研究）[17]が発表され、厳格降圧群では標準降圧群に比べ有意に複合エンドポイントのリスクが低かった. 一方、腎イベントについては厳格降圧が推奨できるような成績ではなかった. ごく最近報告された SPRINT 研究の post hoc 解析[18]によると、eGFR が 45 ml/min/1.73 m²未満の場合、厳格降圧による心血管イベント抑制効果がみられなくなり（**表2** 参照）、反対に急性腎障害（AKI）の発症は増えることが示された. ここで注意しなければいけないのは、SPRINT 研究で使われた血圧の測定方法は厳密な自動診察室血圧 automated office blood pressure（AOBP）測定であり、通常の診察

特集 厳格な降圧療法の有効性と意義を熟考する

表 1. 各国の高血圧系診療ガイドライン

ガイドライン名	合併症	降圧目標	推奨薬剤	備考
CKD 診療ガイドライン 2013 JSH2014	DM	<130/80	ACEI, ARB	
	CKD UP−	<140/90	ACEI, ARB, CCB, D	
	CKD UP+	<130/80	ACEI, ARB	
JNC8	DM	<140/90	ACEI, ARB, CCB, D	
	CKD	<140/90	ACEI, ARB	
ESH/ESC2013	DM	<140/85	ACEI, ARB	
	CKD UP−	<140/90	ACEI, ARB	
	CKD UP+	<130/90	ACEI, ARB	
KDIGO	CKD UP−	≦140/90	ACEI, ARB	
	CKD UP+	≦130/80	ACEI, ARB	
Australian GL 2016	DM	<140/90	ACEI, ARB, CCB, D	Stroke 予防を優先させる場合 sBP< 120 mmHg
	CKD UP−	<140/90	ACEI, ARB, CCB, D	
	CKD UP+	<140/90	ACEI, ARB	忍容性があれば sBP<120 mmHg
HTN Canada 2017	DM	<130/80	ACEI, ARB, CCB, D	(A)：UP<1 g/d, eGFR 20〜59 ml/min/1.73 m²
	CKD (A)	≦120/NA*	ACEI, ARB, CCB, D	(B)：(A) 以外
	CKD (B)	<140/90	ACEI, ARB, CCB, D	*AOBP に基づく
ACC/AHA GL 2017	DM	<130/80	ACEI, ARB, CCB, D	UP+の場合，ACEI または ARB を優先してもよい
	CKD UP−	<130/80	ACEI, ARB, CCB, D	
	CKD UP+	<130/80	ACEI, ARB	忍容性がある場合，ACEI を優先

UP：蛋白尿，ACEI：ACE 阻害薬，CCB：Ca 拮抗薬，D：サイアザイド系利尿薬，sBP：収縮期血圧

表 2. SPRINT 研究の post hoc 解析の結果

致死的，非致死的心血管イベント	Standard BP control	Intensive BP control	Hazard ratio (95% CI)
Estimated GFR	Incident rate (95% CI)	Incident rate (95% CI)	P interaction=0.019
≧90 ml/min/1.73 m²	1.94 (1.46〜2.57)	1.16 (0.81〜1.67)	0.59 (0.37〜0.95)
60−<90 ml/min/1.73 m²	1.81 (1.53〜2.13)	1.31 (1.08〜1.58)	0.74 (0.57〜0.95)
45−<60 ml/min/1.73 m²	2.65 (2.10〜3.33)	1.97 (1.51〜2.56)	0.79 (0.55〜1.13)
<45 ml/min/1.73 m²	4.00 (3.06〜5.22)	3.98 (3.05〜5.20)	0.92 (0.62〜1.38)

(Obi Y et al, 2017[18])の Table 2 より抜粋，改変)

室血圧よりも 10〜15 mmHg 程度低い値を示すことである[19]．したがって，SPRINT 研究の降圧目標 120 mmHg 未満は診察室血圧 130 mmHg 未満と置き換えてもそれほど妥当性が損なわれないと考えられる．

また，SPRINT 研究の結果を受けて最近改訂された高血圧の診療ガイドラインでは，従来よりも低めの降圧目標を定めてきている．**表1**に現行の診療ガイドラインの降圧目標をまとめたが，つい最近公表された ACC/AHA 高血圧診療ガイドラインと JNC8 を比べれば，同じ米国内でまとめられたものだけに，その違いがよく理解できるであろう．

4. 高齢者に関しての注意点

CKD 患者の多くは高齢者であるが，実際のところ高齢 CKD 患者も降圧療法の有用性を示すための大規模臨床試験から除外されているか，もしくはエントリーそのものが非常に少ないためシステマティックレビューをすることが極めて困難である．そのような状況で，最近発表された「高齢者高血圧診療ガイドライン 2017」[20]では，CKD を合併する高齢者高血圧の降圧薬開始基準となる血圧値と到達目標の血圧値についてのクリニカルクエスチョンが採用されており，基本的に 150/90 mmHg を超えている場合には治療を開始し，降圧目標は 150/90 mmHg 未満で，忍容性があれば過度な降圧に注意しつつより低い値を目指すとしている．つまり JSH2014 の基本的な方針を踏襲したガイドラインとなっている．RA 系阻害薬による AKI も高齢者では起きやすいという背景もあり，RA 系阻害薬主体の積極降圧が高齢者においても若年・中年者と同じように有効な可能性があると明言

し難いのが現状である.

おわりに

高血圧を合併する CKD 患者を末期腎不全に至らせないための降圧戦略としては,糖尿病の合併の有無,アルブミン尿・蛋白尿の程度,高齢者かどうかによってスタンスがかなり違ってくる.若年・中年者の場合は,とりあえず 140/90 mmHg 未満に下げておくことが必要であることはコンセンサスが得られてきたと考える.それに加えて,糖尿病合併,もしくは(それほど大量ではない)蛋白尿がある場合,降圧目標を 130/80 mmHg 未満にして,できれば RA 系阻害薬を使った方が腎機能低下を抑制できる可能性があることが次第に明らかになってきた.しかし非糖尿病合併で蛋白尿がない場合,130/80 mmHg(AOBP で収縮期血圧 120 mmHg)未満を目指す厳格降圧が腎機能低下を抑制しうるとのエビデンスはほとんどないものの,心血管合併症の予防には効果的であることが示されていることから,心血管系のイベント抑制のための至適血圧と,腎保護のための至適血圧は必ずしも一致しないのが事実なのであろう.post SPRINT 時代に突入した現在,実臨床としては CKD を合併する高血圧患者の場合,ACC/AHA 高血圧診療ガイドライン 2017 のようにすべての降圧目標を 130/80 mmHg 未満として,蛋白尿が陽性の場合は RA 系阻害薬を主力で治療を開始するのが基本になってくるであろう.ただしエビデンスが少ないものの,ステージ G4〜5 の進行した CKD の場合には,最新のカナダの診療ガイドラインのように 140/90 mmHg 未満程度の控えめな降圧にしておいた方が極端な腎灌流圧低下による腎機能低下が避けられると思われる.

診療ガイドラインはあくまでも診療の道標であり,金科玉条ではない.診療ガイドラインを参考にしつつも,きつめの治療でかえって状態が悪くなれば,その方針を再検討するなど,個別の患者の病態に合わせた診療をしていくのが真のプロフェッショナルといえるだろう.

❖❖❖

文 献

1) Bakris GL *et al*：*Am J Kidney Dis* **36**：646, 2000
2) Tozawa M *et al*：*Hypertension* **41**：1341, 2003
3) Jafar TH *et al*：*Ann Intern Med* **139**：244, 2003
4) Adler AI *et al*：*BMJ* **321**：412, 2000
5) Brenner BM *et al*：*N Engl J Med* **345**：861, 2001
6) Lewis EJ *et al*：*N Engl J Med* **345**：851, 2001
7) Holtkamp FA *et al*：*Eur Heart J* **32**：1493, 2011
8) Casas JP *et al*：*Lancet* **366**：2026, 2005
9) Wright JT Jr *et al*：*JAMA* **288**：2421, 2002
10) Agodoa LY *et al*：*JAMA* **285**：2719, 2001
11) Peterson JC *et al*：*Ann Intern Med* **123**：754, 1995
12) Upadhyay A *et al*：*Ann Intern Med* **154**：541, 2011
13) de Zeeuw D *et al*：*Circulation* **110**：921, 2004
14) Lv J *et al*：*CMAJ* **185**：949, 2013
15) 日本腎臓学会：エビデンスに基づく CKD 診療ガイドライン 2013：東京医学社,東京,2013
16) 日本高血圧学会高血圧治療ガイドライン作成委員会：高血圧治療ガイドライン 2014(JSH2014)：日本高血圧学会,東京,2014
17) SPRINT Research Group：*N Engl J Med* **373**：2103, 2015
18) Obi Y *et al*：*J Intern Med*：［Epub ahead of print］, 2017
19) Filipovský J *et al*：*Blood Press* **25**：228, 2016
20) 日本老年医学会：高齢者高血圧診療ガイドライン 2017, 2017

| 特 集 | 厳格な降圧療法の有効性と意義を熟考する |

心疾患治療の観点からみた厳格降圧療法

湯淺敏典*　大石　充*

SUMMARY

高血圧症は様々な心臓，あるいは心臓以外の他臓器疾患に合併し，その合併疾患ごとに病態を考慮しながら降圧治療しなければならない．今回は代表的な心疾患，心臓の病態である心不全，虚血性心疾患，弁膜症（大動脈弁疾患），不整脈（心房細動）における降圧治療，厳格降圧療法に関して，これまでの論文報告，大規模研究の結果報告を交えて解説する．

KEY WORDS

心不全，虚血性心疾患，弁膜症，心房細動，高血圧

はじめに

　高血圧患者の中には様々な合併疾患をもつ患者も多く，患者の疾患背景により降圧における留意すべき事項も様々である．心疾患以外が合併した場合，例えば日本高血圧学会の高血圧治療ガイドライン2014[1]では糖尿病患者，蛋白尿陽性のCKD患者では目標血圧がより低め（診察室血圧130/80 mmHg，家庭血圧125/75 mmHg未満）に設定されており，臓器障害を合併する高血圧の場合，通常目標値より厳格な降圧が推奨される．本稿では心疾患に合併する高血圧の管理および降圧目標を，主に心不全例，虚血性心疾患例，弁膜症例，不整脈例における降圧療法を中心に，これまでの報告を交えて解説する．

1．心不全と降圧療法

　心不全とは，様々な心血管病により心臓のポンプとしての働きが低下して全身の臓器に必要な血液量を送ることができなくなった状態で，**図1**に様々な心血管病から心不全への進展を提示する[2]．通常，心筋症や高血圧性心疾患，虚血性心疾患などの心血管病は心機能障害を引き起こす．心機能障害は大きく，拡張機能障害と収縮機能障害に分けられるが，一般的に収縮機能障害例は拡張機能障害も併せもっている．初期には無症状であるが，様々な負荷に代償できなくなった状態が心不全である．この心不全発症，およびその前段階である心機能低下に高血圧をはじめとする心臓以外の機能障害が深く関連している．

　2015年にSPRINT試験（米国の多施設共同研究）[3]にて，厳格な降圧と通常の降圧とを比較した結果が報告された（**図2**）．対象は50歳以上の心血管リスク因子を保有する高血圧患者9,361名で，収縮期血圧120 mmHg未満にした厳格群と140 mmHg未満にした通常群で年間心不全発症率を比較したところ，厳格群で有意に年間心不全発症率，さらに心血管死亡率が低い結果であった．このことは心不全発症に後負荷増大が有意に関連していることを示しており，心不全例の降圧目標を再検討する必要がある．さらに血圧を下げすぎることがためらわれがちな後期高齢者におけるサブ解析でも同様な結果であったのは，この研究の特筆すべきことである．また，80歳以上の後期高齢者を対象にしたHYVET（hypertension in the very elderly trial）[4]の結果から高齢者でも積極的に降圧をはかることで心不全発症も予防できること

---

*鹿児島大学 医歯学総合研究科 心臓血管・高血圧内科学

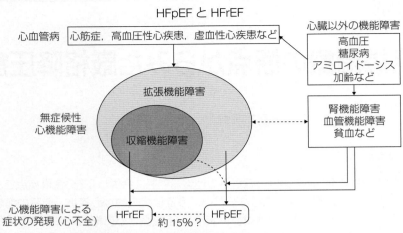

図 1. 心血管病から心不全への進展
HFpEF：heart failure with preserved ejection fraction
HFrEF：heart failure with reduced ejection fraction
（Yamamoto K et al, 2009[2]より改変引用）

SPRINT 試験
対象：50歳以上のCVDリスク因子をもつ高血圧患者 9,361 名
降圧目標：＜120 mmHg（厳格群）vs. ＜140 mmHg（通常群）

	厳格群	通常群	ハザード比
到達収縮期血圧	121.5	134.6	-
降圧薬の剤数	2.8 剤	1.8 剤	-
年間複合CVD発症率	1.65%	2.19%	0.75
年間心不全発症率	0.41%	0.67%	0.62
年間心血管死亡率	0.25%	0.43%	0.57
重篤な有害事象	＜120 mmHg 群で低血圧，失神，電解質異常，急性腎障害，急性腎不全が有意に多かった		

★ 75歳以上のサブ解析も厳格降圧群で心不全を有意に抑制

図 2. 心不全発症の比較（厳格降圧群 vs. 通常降圧群）：SPRINT試験より
CVD：心血管疾患
（SPRINT Research Group, 2015[3]より改変引用）

が示されており，この研究ではインダパミド（サイアザイド系降圧利尿薬）を用いて降圧目標を 150/80 mmHg にし，心不全発症を 64% 抑制した画期的な結果であった．以上より，めまいなど降圧に伴う有害事象をおそれるあまり高めの血圧を放置することは，血管自体に負荷をかけ心臓にとっても後負荷増大になり，心不全発症につながっている．ただし，SPRINT試験で重篤な有害事象が厳格降圧群で有意に多かったことを加味すると，高血圧治療ガイドラインで示されているとおり，後期高齢者の場合は有害事象の出現に注意をはらい，急に下げずに忍容性をみながら下げていくことが肝要と思われる．

2. 虚血性心疾患と降圧療法

わが国で高血圧患者を対象におこなわれたHONEST試験[5]では，早朝家庭収縮期血圧が 125 mmHg 未満の群は 145〜155 mmHg 群や 155 mmHg 以上群よりも冠動脈疾患イベントの発症が有意に低かった．この結果はこれまで懸念されてきたJカーブ現象[6〜8]とは異なり，厳格な降圧の重要性を再認識する結果であった（**図3A**）[5]．冠動脈疾患で再灌流療法後の患者を対象にした CREDO-Kyoto研究において，拡張期血圧を厳格に下げることは前期高齢者においてわずかに有意なリスク因子との結果になったが，後期高齢者では心血管死のリスクにはならなかった（**図3B**）[9]．現状では，冠動脈疾患患者においては残存心筋虚血や冠血流，併存心疾患を考慮

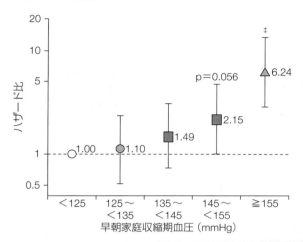
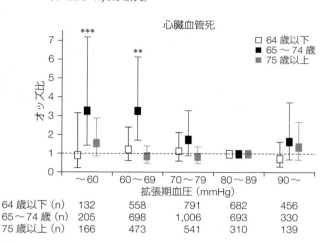

図 3. 冠動脈疾患と厳格降圧
n：患者数
(Kario K et al, 2016[5]/Kai H et al, 2016[9] より改変引用)

してしっかりとした降圧をはかることが肝要と思われる．

3．弁膜症と降圧療法

弁膜症に対する降圧に関して，ここでは大動脈弁疾患の降圧に関していくつかの報告をもとに述べる．

大動脈弁狭窄症は日常臨床で遭遇する機会の最も多い弁膜症の一つであるが，症候性の重症大動脈弁狭窄例は手術適応であるため外科的治療になるのに対し，無症候性の大動脈弁狭窄例は内科的な経過観察が必要なため，血圧をどのように調整するか迷う場面も多い．狭窄性弁膜症は心臓からの前方駆出が動脈系の血管抵抗のみならず，狭窄弁の抵抗が大きく関与するため，血管拡張薬使用の際に後負荷が下がらないのに前負荷だけが減少してしまい，極端な血圧低下や心筋灌流圧の低下をもたらすおそれがある．しかし近年の報告ではACE阻害薬やARBが比較的安全に使用可能であることが報告され，運動耐容能や予後改善効果も示されている[10)11)]．

2016年に大動脈弁狭窄症におけるスタチン製剤の有用性をみたSEAS研究より，大動脈弁狭窄例の至適血圧に注目した解析結果が報告され，軽度から中等度大動脈弁狭窄症に対する至適血圧は130～139/70～90 mmHgと結論付けている（図4）[12)]．

一方，大動脈弁閉鎖不全症に関して血圧コントロールの厳密な指針はなく，拡張期血圧が低いためさらに低下させることは冠灌流圧を下げることにつながり，注意しながら過度の収縮期高血圧をコントロールしているのが現状かと思われる．大動脈弁閉鎖不全例，高血圧例の冠血流を比較したメタ解析の報告によると，正常例に比べ高血圧例，大動脈弁閉鎖不全例ともに総冠血流（収縮期，拡張期合わせた冠血流量）は増加している．左室心筋重量で補正後の冠血流は，高血圧例では正常例に比べ減少しているのに対し，大動脈弁閉鎖不全例では維持されている（図5）[13)]．大動脈弁逆流例では一見拡張期圧が低いため，拡張期冠血流は減少するもそれ以上に収縮期冠血流の増加がみられ，総冠血流量としては増加している．したがって大動脈弁閉鎖不全例でも拡張期血流に注意をはらいながら収縮期高血圧をしっかりと降圧する必要がある．

4．心房細動と降圧療法

心房細動は最も多い不整脈の一つであり，その基礎疾患は様々であるが，これまでのデータでは高血圧が最も多いことが示されている[14)]．さらに高齢化とともにその頻度が増加し，抗血栓療法下での管理になるため，血圧

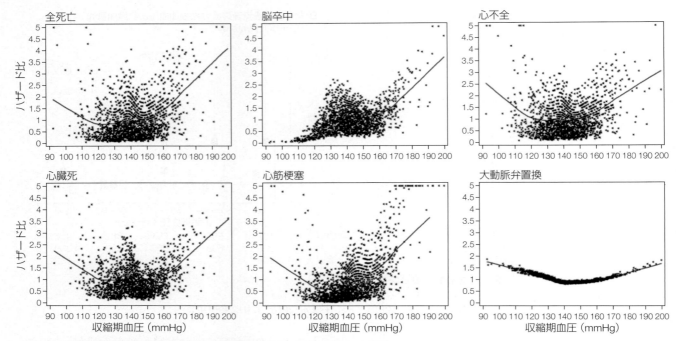

図 4. 大動脈弁狭窄例の収縮期血圧と主要心血管イベント：SEAS 研究
全死亡，脳卒中，心不全，心臓死，心筋梗塞，大動脈弁置換と収縮期血圧の関連は J カーブ，または U カーブの関係にある．
(Nielsen OW et al, 2016[12]) より引用)

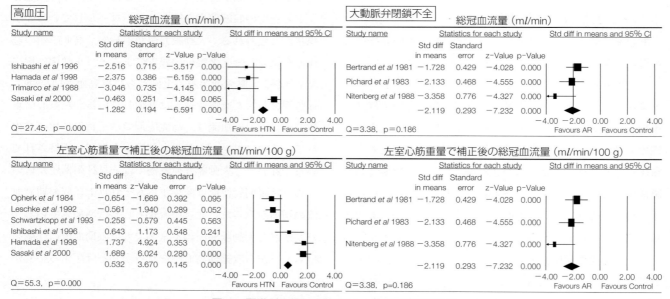

図 5. 冠動脈血流：高血圧 vs. 大動脈弁閉鎖不全
(Radkin SW, 2013[13]) より引用)

の管理は非常に重要になる．慢性心房細動患者において脳卒中のリスクは収縮期血圧 140 mmHg 以上の高血圧群で増加することがわかっており，収縮期血圧 130 mmHg 未満が望ましいとされた[14]．BAT(bleeding with antithrombotic therapy, **図6**) 研究の結果でも同様の結果が得られ，2014 年の高血圧治療ガイドライン[1]では心房細動で抗血栓薬服用患者に対して目標血圧はその忍容性をみながら 130/80 mmHg 未満が推奨されるに至っている[15]．

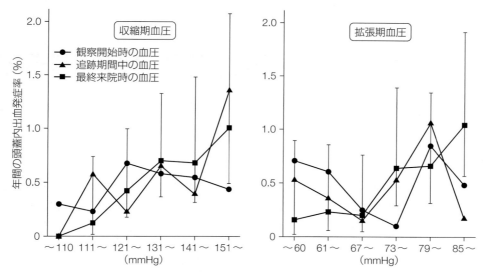

図 6. 収縮期血圧および拡張期血圧で層別化した頭蓋内出血の年間発症：BAT (bleeding with antithrombotic therapy) 研究
高血圧治療ガイドライン2014において，抗血栓薬服用患者に対して130/80 mmHg未満が推奨される根拠となった研究．縦線は最終来院時血圧の95% CI
(Toyoda K et al, 2010[15] より改変引用)

おわりに

高血圧症は様々な心疾患に合併することが多く，併存する心疾患の特徴を考慮して厳格な降圧が必要になる．今回は心不全例，虚血性心疾患例，弁膜症例（大動脈弁疾患），心房細動例の降圧に関してこれまでの報告を交えて解説したが，それぞれ病態の把握と治療目標を明確にしてしっかりした降圧をはかることが重要である．

文献

1) 日本高血圧学会高血圧治療ガイドライン作成委員会：高血圧治療ガイドライン2014 (JSH2014)，日本高血圧学会，東京，2014
2) Yamamoto K et al：Circ J **73**：404, 2009
3) SPRINT Research Group：N Engl J Med **373**：2103, 2015
4) Beckett NS et al：N Engl J Med **358**：1887, 2008
5) Kario K et al：J Am Coll Cardiol **67**：1519, 2016
6) Messerli FH et al：J Am Coll Cardiol **54**：1827, 2009
7) McEvoy JW et al：J Am Coll Cardiol **68**：1713, 2016
8) Cruickshank JM et al：Lancet **1**：581, 1987
9) Kai H et al：Circ J **80**：1232, 2016
10) Chockalingam A et al：Am Heart J **147**：E19, 2004
11) Nadir MA et al：J Am Coll Cardiol **58**：570, 2011
12) Nielsen OW et al：Circulation **134**：455, 2016
13) Radkin SW：Clin Cardiol **36**：728, 2013
14) Lip GY et al：Eur Heart J **28**：752, 2007
15) Toyoda K et al：Stroke **41**：1440, 2010

特集 厳格な降圧療法の有効性と意義を熟考する

SPRINT のメッセージと日本のガイドライン

山本浩一[*]

SUMMARY

JSH2014 以降に発表された SPRINT では，非糖尿病患者への収縮期血圧 120 mmHg 未満を目指す血圧の強化治療が，年齢に関わらず予後を改善させることを示した．一方，SPRINT の結果をガイドラインに当てはめる場合，同研究における血圧測定法，わが国との疾病構造の違い，わが国の大規模 RCT との違い，一般化可能性，腎機能への影響についての考察が必要である．本稿では SPRINT を日本のガイドラインに活かすために，これらの留意点をどのように捉えるかについて解説する．

KEY WORDS

SPRINT，AOBP，心不全，利尿薬

はじめに

SPRINT は日本の高血圧治療ガイドライン（JSH2014）作成以降に発表された，降圧治療に関する唯一の大規模ランダム化比較試験（RCT）であり，その結果は今後のガイドライン改訂に大きな影響を与えるものであった．収縮期血圧 120 mmHg 未満を目標とする強化治療が年齢に関わらず予後改善をもたらすという同試験の結果は，過去の RCT とは明らかに異なり降圧目標値に関する再考を促すものである．一方，SPRINT の結果を実臨床のガイドラインに当てはめる場合，同試験の研究デザインの特殊性（AOBP など）や対象患者集団の一般化可能性（generalizability）などを考察する必要がある．本稿では SPRINT の結果を考察し，日本のガイドラインにどのように活かすのかについて解説する．

1. SPRINT のデザインと結果

米国国立心肺血液研究所（NHLBI）主導でおこなわれた systolic blood pressure intervention trial（SPRINT）は，収縮期血圧 120 mmHg 未満群（強化治療群）と 140 mmHg 未満群（標準治療群）での心血管イベント抑制効果を比較した大規模 RCT である[1]．糖尿病，脳卒中の既往の無い，収縮期血圧 130〜180 mmHg で 50 歳以上の心血管リスク因子を有する患者 9,361 人を対象とし，一次エンドポイントを心筋梗塞，その他の急性冠症候群，脳卒中，心不全，心血管死の複合エンドポイントとした．到達平均血圧は強化治療群で 121 mmHg，標準治療群で 136 mmHg であった．中間解析の結果，強化治療群で一次エンドポイントや総死亡の抑制を認め，当初 5 年の予定であった追跡期間を早め 3.26 年（中央値）で打ち切られた．重篤な有害事象は全体としては両群で差を認めなかったが，強化治療群で低血圧，失神，電解質異常，急性腎障害や急性腎不全が有意に増加していた．また，本試験では 75 歳以上の高齢者を多く含んでおり（2,636 人），そのサブ解析においては患者のフレイルの程度に関わらず，強化治療のベネフィットが認められるという結果が報告されている[2]．

*大阪大学大学院 老年・総合内科学

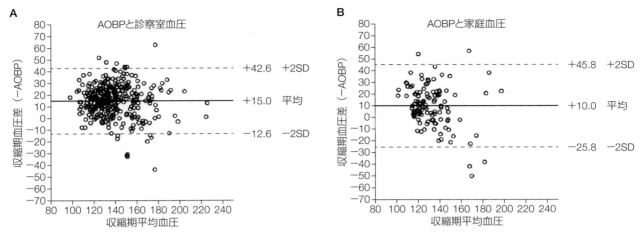

図 1. AOBPと診察室血圧・家庭血圧との相関
（Filipovský J et al, 2016[3]より引用）

2. SPRINTをガイドラインに当てはめるための留意点

　SPRINTの結果は非糖尿病患者に対しては年齢に関わらず，ガイドラインに示された降圧目標より積極的に降圧することでベネフィットが得られることを示唆するものであり，直接的に解釈すれば従来のガイドラインの見直しに迫るものとなる．特に糖尿病患者に対し，同様の研究目的で施行されたACCORD BP試験では積極降圧の有益性が全体としては認められず，糖尿病患者により低い降圧目標を設定しているJSH2014の推奨とは合わないことになる．

　しかし，本試験の結果を実臨床に資するガイドラインに当てはめるためには，いくつかの留意点がある．以下，留意点について順に述べる．

1）実臨床との血圧測定法の違い

　SPRINTの従来の大規模RCTと異なる最大の特徴の一つとして，automated office blood pressure（AOBP）測定という血圧測定法を用いていることが挙げられる．AOBP測定は院内において医療スタッフのいない静謐な環境で，患者自身が自動血圧計を用いて測定する方法であり，診察室血圧測定とも家庭血圧測定とも異なる測定法である．AOBPは白衣効果による血圧上昇を除外できる点において，従来の診察室血圧よりも優れている．一方，日常診療において全ての患者にAOBP測定を適応するのは困難であり，SPRINTを実臨床で活かすためにはAOBPを診察室血圧や家庭血圧に変換して解釈する必要がある．AOBPと家庭血圧，診察室血圧を比較検討した研究において，収縮期平均AOBPは家庭血圧，診察室血圧に比してそれぞれ10 mmHg，15 mmHg低かった．SPRINTの到達血圧に当てはめると診察室血圧で136 mmHg，151 mmHgになる．一方で，AOBPと診察室血圧，家庭血圧との関連（収縮期）は**図1**[3]のとおりばらつきが多く，単純に平均差を足すだけで同じ結果が得られる可能性は低い．現在，日本人においてAOBP，家庭血圧，診察室血圧の関連を確認するSPRINT-Jパイロット試験施行中である．

2）疾病構造の違い

　心疾患の多い欧米と脳卒中の多いわが国の疾病構造の違いは，SPRINTの結果をわが国に当てはめる場合，重要な注意点である．SPRINTでは心筋梗塞，急性冠症候群，脳卒中において両群に差を認めず，心不全，心血管死において強化治療群での発症抑制を認めた．この結果は，糖尿病患者を対象にしたACCORD試験と対照的であり，同試験では一次エンドポイント（非致死的心筋梗塞，非致死的脳卒中，心血管死の複合エンドポイント）において強化治療群と標準治療群に差を認めず，非致死的脳卒中において強化治療群で抑制を認めた[4]．わが国では発症頻度が高い脳卒中が重視されており，JSH2014で糖尿病合併高血圧患者の降圧目標を130/80 mmHg未満とした根拠の一つがACCORD試験における強化治療

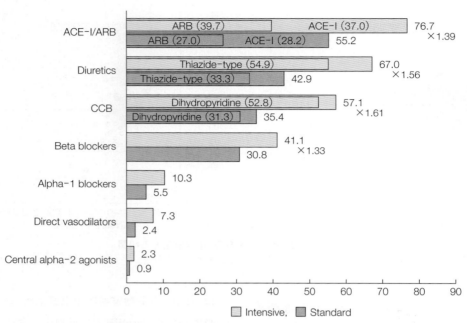

図 2. SPRINTにおける各降圧薬の処方比率
(SPRINT Research Group, 2015[1] より作成)

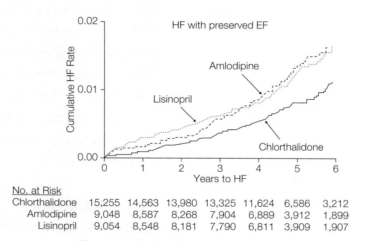

図 3. ALLHATにおけるHFpEFの発症
(Davis BR et al, 2008[5] より引用)

群での脳卒中の抑制である．一方，わが国においても心不全患者は特に収縮能が保たれた心不全（HFpEF）において増加傾向にあり，SPRINTで認めた強化治療での心不全抑制は重要性を増していくと考えられる．

3）降圧薬の種類の影響

SPRINTにおける降圧薬は利尿薬，ARB/ACE阻害薬，Ca拮抗薬を中心とした組み合わせで降圧目標を達成するプロトコルとなっている．実臨床に即した降圧プロトコルと言えるが，結果として強化治療群で標準治療群と比較して全ての降圧薬の処方率が増加している（**図2**）[1]．どの降圧薬が強化治療群のイベント抑制効果に寄与したかについては断定できないが，利尿薬の処方頻度の差が心不全抑制につながった可能性がある．SPRINTでは長時間作用型サイアザイド系利尿薬のクロルタリドンが用いられたが，同薬はALLHATでCa拮抗薬（アムロジピン）やACE阻害薬（リシノプリル）に比してHFpEFの抑制効果を認めている（**図3**）[5]．クロルタリドンはわ

が国では使用できず，サイアザイド系利尿薬による心不全抑制作用が class effect であるかについて検証が必要である．

4）わが国の大規模 RCT との違い

SPRINT の重要なメッセージの一つとして，75歳以上の高齢者においても強化治療群の有効性が認められたことが挙げられる．わが国における高齢者を対象に降圧目標を2群（積極治療は<140 mmHg 目標）に分けて前向きに心血管イベント発症を比較した japanese trial to assess optimal systolic blood pressure in elderly hypertensive patients（JATOS）[6]と valsartan in elderly isolated systolic hypertension（VALISH）[7]と SPRINT との比較が参考となる．JATOS と VALISH は，共に統計学的パワー不足を指摘されているが 140 mmHg 未満への降圧の有用性は証明できなかった．なお，最近発表された VALISH のフォローアップ期間中の血圧とイベント発症の関係についての後付け解析では，フォローアップ期間中の血圧が 130～144 mmHg で最も心血管イベント発症が少なかった[8]．SPRINT との乖離が前述の血圧測定法に基づくものか，疾病構造の違いに基づくものか，また降圧薬の違いに基づくものかについて検証が必要である．

5）一般化可能性（generalizability）に関する疑問

SPRINT 参加者が実臨床での患者実態にどの程度当てはまるか（一般化可能性）についても考察が必要である．米国健康栄養調査（NHANES）を用いた検討では，米国の治療中高血圧患者の 16.7％が SPRINT のエントリー基準に該当し，特に高齢者や男性，白人で基準該当者の頻度が増加することが報告されている[9]．一方，SPRINT の 75歳以上の参加者においてフレイルの程度に関わらず強化療法のベネフィットが認められるという結果は，フレイルの程度の強い高齢者集団においては高血圧が予後悪化因子にならないという観察研究での一貫した結論と合致しない．SPRINT でのフレイルの評価は frailty index という，わが国におけるフレイルの評価法（主にJ-CHS 基準）と異なる指標を用いている[2]．JSH2014 で

は高齢高血圧患者の治療対象としてフレイルを有する場合，個別判断するとしている．SPRINT の結果を今後のガイドラインに活かすために，高齢参加者の一般化可能性に関して慎重に議論する必要がある．

6）強化療法による腎機能への影響について

SPRINT では急性腎障害や腎不全による入院が強化治療群（4.1％）で標準治療群（2.5％）よりも有意に高頻度であった[1]．また，試験開始時 CKD stage 2 以下（eGFR≧60 ml/min/1.73 m²）の参加者 6,662 人を対象にした最近のサブ解析において，3年後の CKD stage 3 以上への移行が強化治療群（3.7％）で標準治療群（1.0％）より多かったことが報告されている〔OR 3.54（CI 2.50～5.02）〕[10]．強化治療による心血管イベントや総死亡リスク軽減は腎機能への負の影響を上回ると考察されているが，SPRINT を実臨床に応用するうえで重要な結果である．

おわりに

2019年に改訂が予定されるガイドライン（JSH2019）における最大の焦点の一つが SPRINT の結果を踏まえた降圧目標の見直しにあると考えられる．上述のように SPRINT の解釈には多くの留意点が必要であり，日本人の降圧目標設定にどのように活かすかに関して慎重な議論が求められる．

❖─❖─❖

文 献

1) SPRINT Research Group : *N Engl J Med* **373** : 2103, 2015
2) Williamson JD *et al* : *JAMA* **315** : 2673, 2016
3) Filipovský J *et al* : *Blood Press* **25** : 228, 2016
4) ACCORD Study Group : *N Engl J Med* **362** : 1575, 2010
5) Davis BR *et al* : *Circulation* **118** : 2259, 2008
6) JATOS Study Group : *Hypertens Res* **31** : 2115, 2008
7) Ogihara T *et al* : *Hypertension* **56** : 196, 2010
8) Yano Y *et al* : *Hypertension* **69** : 220, 2017
9) Bress AP *et al* : *J Am Coll Cardiol* **67** : 463, 2016
10) Beddhu S *et al* : *Ann Intern Med* **167** : 375, 2017

特集　厳格な降圧療法の有効性と意義を熟考する

厳格降圧の費用対効果

齊藤郁夫[*]

SUMMARY

SPRINTの通常降圧では約2剤，厳格降圧では約3剤が使用された．Markovモデルを用いて68歳の高リスク高血圧の生涯費用と効果を計算した．通常降圧では生涯費用155,261ドルで9.6 QALY（質調整生存年），厳格降圧では176,584ドルで10.5 QALYを得ることができた．通常降圧に対する厳格降圧のICER（増分費用効果比）は23,777ドル/QALYであり，費用対効果が良いと評価される閾値50,000ドル/QALY以下であった．

KEY WORDS

費用対効果，厳格降圧，降圧薬治療

はじめに

　高血圧の治療においては効果，副作用，QOLへの影響，さらに個人的，社会的な短期および長期の経済的な負担を総合的に考慮しておこなう，できれば費用対効果を考慮することが望ましい．本稿ではSPRINTを中心に費用対効果を考慮した高血圧の診断および治療について述べる．

1. 費用対効果の評価

　費用対効果の評価は費用対効果平面に基づきおこなうことが多い（**図1**）[1]．すなわち，対照診断・治療法に対し，比較される診断・治療法の費用と効果に関しての大小関係によって，費用対効果平面上の4つの領域のどこに位置するかにより，比較される診断・治療法を評価する．従来からの対照と比較診断・治療法を比べると効果は良いが，費用も多い場合に問題となる．費用対効果の分析の1つとして1 QALY（quality-adjusted life year, 質調整生存年，1年間完全な健康状態で生存すること）を獲得することを効果の指標とする費用効用分析がある．

　費用効用分析では，ある効果を得るために対照となる診断・治療よりも，比較される診断・治療に必要な追加費用であるICER（incremental cost-effectiveness ratio, 増分費用効果比）を用いて表すことが一般的である（**図2**）．

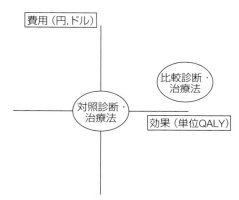

図1. 費用対効果平面
従来おこなわれてきた対照診断・治療法に対し，新規の比較される診断・治療法の費用と効果に関しての大小関係によって，費用対効果平面上の4つの領域のどこに位置するかにより，新規の診断・治療法を評価する．従来のものより新規のものは効果が良いが，費用も多い（north east：NE）となった場合に増分費用効果比の検討対象となる．
（大久保一郎，2008[1]）より引用）

[*]慶應義塾大学

$$\text{増分費用効果比 (ICER : incremental cost-effectiveness ratio)} = \frac{\text{厳格降圧の費用} - \text{通常降圧の費用（ドル）}}{\text{厳格降圧の効果} - \text{通常降圧の効果（QALY）}}$$

図 2. 増分費用効果比（incremental cost-effectiveness ratio）の計算方法

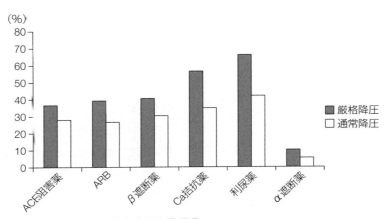

図 3. SPRINT で使用された降圧薬

通常降圧では1.8剤，厳格降圧では2.7剤が使用された．通常降圧において利尿薬は約40％で使用されていた．約60％は利尿薬を使用しない単剤あるいはCa拮抗薬とβ遮断薬あるいはCa拮抗薬とレニン・アンジオテンシン系阻害薬の併用ということになる．厳格降圧において利尿薬は約70％で使用され，Ca拮抗薬，レニン・アンジオテンシン系阻害薬，β遮断薬が単剤ないし併用で用いられていた．
(SPRINT Research Group, 2015[7]) のTable S2 より作成）

費用対効果が良好とみなされるICERの基準として1 QALY あたり米国では50,000ドル，EUでは30,000ユーロ，が用いられ，わが国では約500万円に相当する．この金額はおおよそ一人あたりのGDPに相当する[2)3)]．

2. 家庭血圧測定，ABPM の費用対効果

LovibondらはMarkovモデルを用いて，スクリーニングで血圧140/90 mmHgの場合に診断のため，さらに診察室血圧測定を月に1回3ヵ月間おこなう，家庭血圧測定を1週間おこなう，ABPM（ambulatory blood pressure monitoring）をおこなう，の3つの方法の生涯の医療費，QALY，ICERを検討したが，ABPMの費用対効果が良好であった[4)]．また，家庭血圧測定と診察室血圧測定の費用と効果は同等とされた．その理由は診断のsensitivity（高血圧ありの患者で真に血圧が高い頻度）が診察室血圧測定で85.6％，家庭血圧測定で85.7％，ABPMで100％，specificity（高血圧なしの患者で真に血圧正常の頻度）が診察室血圧測定45.9％，家庭血圧測定62.4％，ABPM 100％であることにあった．もし，家庭血圧測定とABPMのsensitivityとspecificityが同等とすると，家庭血圧測定の方が費用は低かった．この結果は英国の国営医療の治療ガイドラインの2011年版にも反映されている[5)]．SPRINTでおこなわれたAOBP（automated office blood pressure）の費用対効果は明確ではないが，家庭血圧に類似している可能性がある．

3. SPRINT における費用対効果

高リスク高血圧患者9,361人（平均年齢67.9歳）を対象としたSPRINT（systolic blood pressure intervention trial）の成績から，Markovモデルを用いて通常降圧と厳格降圧の費用対効果が検討された[6)]．通常降圧では1.8剤，厳格降圧では2.7剤が使用された（**図3**）[7)]．通常降圧において利尿薬は約40％で使用されていた[7)]．約60％は利尿薬を使用しない単剤あるいはCa拮抗薬とβ遮断

表．分析に用いた主要パラメータ

	厳格降圧	通常降圧
年齢	68	68
効果，ハザード比		
心血管系死亡	0.57	1
非心血管系死亡	0.77	1
心筋梗塞	0.83	1
脳卒中	0.89	1
心不全	0.62	1
費用（ドル/月）		
薬剤	56	37
通院	21	14
脳卒中（急性期）	6,909	6,909
心不全（急性期）	8,671	8,671
心筋梗塞（急性期）	28,983	28,983
重大な有害事象	7,151	7,151

薬あるいは Ca 拮抗薬とレニン・アンジオテンシン系阻害薬の併用ということになる．厳格降圧において利尿薬は約 70% で使用され，Ca 拮抗薬，レニン・アンジオテンシン系阻害薬，β遮断薬が単剤ないし併用で用いられた．通常降圧と比較して厳格降圧のハザード比は一次エンドポイントで 0.75，総死亡で 0.73 であった．

　費用対効果の検討では効果を**表**のように心血管系死亡，非心血管系死亡，心筋梗塞，脳卒中，心不全に分けた．心血管系疾患が起こると，死亡するかその後は通常降圧をおこない，低い QOL で生存し，その後死亡するとした．費用対効果の検討では厳格降圧では降圧薬 3 剤を服用，年に 3 回医療機関に通院するとした．通常降圧では 2 剤を服用，年に 2 回の通院とした．降圧薬は主としてジェネリック薬であったが，一部武田薬品から寄付されたアジルサルタン（予算の 5% 相当）が用いられた．

　患者を 68 歳とすると，通常降圧では生涯費用 155,261 ドルで 9.6 QALY を獲得することができ，厳格降圧では 176,584 ドルで 10.5 QALY を獲得することができた．通常降圧に対する厳格降圧の ICER は 23,777 ドル/QALY であった．患者を 80 歳とすると ICER は 22,780 ドル/QALY であり，50 歳とすると 23,081 ドル/QALY であり，患者の年齢は大きな影響因子ではなかった．費用対効果に影響する主要なパラメータは薬剤費用と重大な有害事象の頻度であった．

4. 大規模臨床試験の結果からみた費用対効果

1）LIFE

　左室肥大を伴う高血圧患者 9,193 人（平均年齢 66.9 歳）を対象とした LIFE（losartan intervention for endpoint reduction in hypertension）study の成績から，ARB ロサルタンあるいはβ遮断薬アテノロールを第一選択薬とした治療法によるスウェーデンにおける費用対効果分析がなされた[8]．

　アテノロール群と比較して，ロサルタン群では，心血管系死亡，脳卒中，心筋梗塞を含む一次エンドポイントが 13%，脳卒中が 25% 低下した．アテノロールを第一選択薬とした治療に比べ，ロサルタンを第一選択薬とした治療の ICER は 4,188 ユーロ/QALY であった．

2）ASCOT-BPLA

　3 つ以上の心血管リスクを伴う高血圧患者 19,257 人（平均年齢 63.0 歳）を対象とした ASCOT-BPLA（blood-pressure-lowering arm of the anglo-scandinavian cardiac outcomes trial）の成績から，Ca 拮抗薬アムロジピンと ACE 阻害薬ペリンドプリルの併用療法とβ遮断薬アテノロールと利尿薬ベンドロフルメサイアザイドの併用療法による英国およびスウェーデンにおける生涯治療の費用対効果分析がなされた[9]．ASCOT-BPLA ではアテノロール/利尿薬群と比較して，アムロジピン/ペリンドプリル群では，致死性，非致死性心筋梗塞を含む一次エンドポイントが 10%，致死性，非致死性脳卒中が 23%，新規糖尿病発症が 30% 低下した．アテノロール/利尿薬を第一選択薬とした治療と比べ，アムロジピン/ペリンドプリルを第一選択薬とした治療の ICER は英国では 21,875 ユーロ/QALY，スウェーデンでは 16,856 ユーロ/QALY であった．

3）ALLHAT

　1 つ以上の心血管リスクを伴う高血圧患者 33,357 人（平均年齢 67 歳）を対象とした ALLHAT（antihypertensive and lipid-lowering treatment to prevent heart attack trial）の成績から，利尿薬クロルタリドン，Ca 拮抗薬アムロジピン，ACE 阻害薬リシノプリルによる米

国における生涯治療の費用対効果分析がなされた[10]．クロルタリドンと比較してアムロジピンの ICER は 48,400 ドル/QALY であった．さらに，クロルタリドンでは新規糖尿病発症がより多く，糖尿病治療のための費用を考慮すると ICER は 40,200 ドル/QALY であった．

おわりに

診察室血圧ではなく ABPM，家庭血圧を用いることは費用削減的であった．SPRINT で使用された AOBP にも同様な意義があると考えられる．高リスク高血圧患者における厳格降圧は費用対効果からみても推奨される．この結果はこれまでの中高年の高リスク高血圧における ARB，Ca 拮抗薬，利尿薬を中心とする降圧薬治療の費用対効果分析からも妥当と考えられる．

文 献

1) 大久保一郎：日本公衛誌 **55**：254，2008
2) Athanasakis K *et al*：*J Hypertens* **30**：227，2012
3) Anderson JL *et al*：*Circulation* **129**：2329，2014
4) Lovibond K *et al*：*Lancet* **378**：1219，2011
5) National Clinical Guideline Center：Hypertension：clinical management of primary hypertension in adults. Clinical guidance 127. August 2011 www.nice.org.uk/guidance/CG127 accessed March 18, 2012
6) Richman IB *et al*：*JAMA Cardiol* **1**：872，2016
7) SPRINT Research Group：*N Engl J Med* **373**：2103，2015
8) Jönsson B *et al*：*J Hypertens* **23**：1425，2005
9) Lindgren P *et al*：*Heart* **94**：e4，2008
10) Heidenreich PA *et al*：*J Gen Intern Med* **23**：509，2008

臨床経験

循環器内科医による2型糖尿病合併高血圧の降圧療法
～降圧目標血圧値達成率・配合降圧薬および合併症～

西　征二

西内科循環器科

■ はじめに

　国内の高血圧患者数は，4,300万名といわれている．その多くは生活習慣による糖尿病や脂質異常症などの代謝性疾患を合併していることも多い．そして，高血圧は脳血管障害や虚血性心疾患，腎機能障害をもたらす重要な危険因子である．

　JDCS（JAPAN diabetes complications study）などわが国の主な臨床疫学的な検討では，脳卒中（特に脳梗塞）の発症率が心筋梗塞の約2～3倍と高値である．ACCORD（action to control cardiovascular risk in diabetes[1]）試験では発症数は少ないが，脳卒中は厳格管理群で標準管理群に比べてハザード比（HR）が0.59と低下した（0.32% vs. 0.53%，p = 0.01）．脳血管障害に関しては，多くのメタ解析で血圧は "the lower, the better" である．依然として脳卒中の発症率の高いわが国では，糖尿病合併高血圧の降圧目標血圧値を130/80 mmHg 未満にしている（JSH2014[2]）．高齢者における降圧目標は65～74歳では140/90 mmHg 未満，75歳以上では150/90 mmHg 未満としているが，認容性があれば140/90 mmHg 未満を目指す．さらに，糖尿病を合併している場合は，認容性があれば130/80 mmHg 未満を目指すことになる．ただし，動脈硬化性冠動脈疾患や末梢動脈疾患を合併する高齢者では，臓器灌流の低下に注意を要する．

　糖尿病合併高血圧の降圧薬の選択は，ARB あるいはACE 阻害薬が推奨されるが，これらレニン・アンジオテンシン（RA）系阻害薬にて十分な降圧が得られない場合には，長時間作用型 Ca 拮抗薬またはサイアザイド系利尿薬の併用・配合剤を考慮する[3]．

　糖尿病合併高血圧の降圧目標血圧値の達成率は低値であり，日常診療で糖尿病合併高血圧の血圧管理は容易で

はない．さらに，糖尿病合併高血圧の新血管イベントリスクは糖尿病非合併高血圧よりも高い[4]．

　ACCORD-BP 以来の降圧目標血圧値緩和の方向が，SPRINT[5]（systolic blood-pressure intervention trial）によって目標厳格化の方向へ揺り戻される可能性がある．SPRINT では，合併症として糖尿病のない高血圧患者が対象となっている．最近わが国でも心筋梗塞の増加が報告されており，近い将来大血管症の疾病構造が変化する可能性もある．

　糖尿病合併高血圧の降圧薬として，第一選択薬としてRA 系阻害薬が推奨されている．しかしながら，糖尿病合併高血圧では，厳格で迅速な降圧療法が優先される．Ca 拮抗薬，とりわけ長時間作用型の Ca 拮抗薬は24時間にわたる降圧効果が得られる．特に心血管ハイリスクを有する糖尿病合併高血圧患者では確実な降圧が最も有用である．最近の配合降圧薬（RA 系阻害薬・Ca 拮抗薬・降圧利尿薬）も選択薬として増加傾向にある[6]．

■ 対象と方法

　通院治療中の2型糖尿病合併高血圧患者を登録し，患者背景，（年齢分布・合併症），降圧薬，降圧目標血圧値の達成率，および併発した合併症などについて観察研究を実施した．

1．対象と調査期間

　対象は，2017年1月1日～同年3月31日の3ヵ月間に当科外来を受診した2型糖尿病合併高血圧患者188名で，後向きに登録して調査した．

■ 臨床経験 ■

表 1. 年齢分布

調査期間：2017年1月1日〜2017年3月31日（3ヵ月間）		
患者数	総数	188名
	男性	100名（53.2%）
	女性	88名（46.8%）
年齢分布	41〜49歳	3名（1.6%）
	50〜64歳	40名（21.3%）
	65〜74歳	62名（33.0%）
	75〜84歳	63名（33.5%）
	85〜94歳	20名（10.6%）

表 2. 合併症

患者（総数）：188名，（延例数）：500例		
合併症（有）178名（94.7%），（無）10名（5.3%）		
（疾患名）	（例数）	（%）
脂質異常症	156例	31.2%
高尿酸血症	60例	12.0%
慢性心不全	49例	9.8%
CKD	48例	9.6%
肥満	41例	8.2%
狭心症	38例	7.6%
脳血管障害	36例	7.2%
心臓弁膜症	33例	6.6%
心房細動	28例	5.6%
心筋梗塞	9例	1.8%
認知症	2例	0.4%

2．調査項目

主な調査項目を以下に記す.

1）性差・年齢分布

2）合併症（生活習慣病・循環器疾患など）

3）降圧薬の処方内訳・処方降圧薬数/1名当たり・配合剤

4）経口血糖降下薬の内訳

5）降圧目標血圧値達成率

6）併発した合併症（脳・心・腎・血管など）

結　果

外来通院の2型糖尿病合併高血圧患者188名の性差は，男性100名（53.2%），女性88名（46.8%）であり，男性が多かった．年齢分布では，75〜84歳が63名（33.5%），65〜74歳が62名（33.0%）と多く，85〜94歳の20名（10.6%）を含めると，65歳以上が全体の77.1%を占めた（表1）．188名は本研究の趣意に沿った患者として選出・特定し，解析の対象とした.

1．合併症（表2）

合併症としては，生活習慣病（延305例）・循環器疾患（延193例）を有する患者が多かった．合併症の内訳としては，脂質異常症（156例）・高尿酸血症（60例）・CKD（48例）などの生活習慣病が多い．次いで，慢性心不全（49例）・狭心症（38例）・心臓弁膜症（33例）・心房細動（28例）・心筋梗塞（9例）などの循環器疾患の合併も多かった．その他に，悪性腫瘍（33例）・認知症（2例）の併発も認めた.

2．臨床検査値（表3）

1）尿蛋白

尿蛋白所見は，検尿実地患者89名中の63名（70.8%）は尿蛋白陰性であった．尿蛋白陽性（±〜＋＋＋＋）は26名（29.2%）であった.

2）尿中微量アルブミン定量（尿中MA）

MA測定患者27名中の12名が陽性（30 mg/g以上）であった.

3）血清クレアチニン値

測定した患者103名では，0.43〜3.30 mg/dl（平均0.98 mg/dl）であった.

4）eGFR値

測定した患者103名では，16〜109 ml/min/1.73 m^{2}であった.

5）血糖（空腹時94名・食後18名）

空腹時血糖は，85〜334 mg/dl（平均139.4 mg/dl）であった．食後血糖値は，96〜318 mg/dl（平均178.1 mg/dl）であった.

6）HbA1c（%：JDS値）

測定した患者106名では，5.1〜11.1%（平均6.9%）であった.

7）LDLコレステロール

測定した患者102名では，45〜168 mg/dl（平均110.1 mg/dl）であった.

8）HDLコレステロール

測定した患者104名では，27.7〜107 mg/dl（平均53.8 mg/dl）であった.

表 3. 臨床検査値

(1) 尿蛋白（89 名中）
　　　(－) 63 名 (70.8%)　(＋＋)　　11 名 (12.4%)
　　　(±)　 1 名 (1.1%)　 (＋＋＋)　 3 名 (3.4%)
　　　(＋) 10 名 (11.2%)　(＋＋＋＋) 1 名 (1.1%)

	患者数	最小値	最大値	平均	標準偏差
(2) 尿中微量アルブミン定量（mg/g）	27 名中 30 mg/g 以上 12 名	7.0	219	43.67	
(3) 血清クレアチニン（mg/dl）	103 名	0.43	3.30	0.98	±0.46
(4) eGFR（ml/min/1.73 m²）	103 名	16	109	53.3	±21.15
(5) 血糖（mg/dl）	（空腹時 94 名）	85	334	139.4	±41.58
	（食後 18 名）	96	318	178.1	±61.84
(6) HbA1c（%）	106 名	5.1	11.1	6.9	±1.17
(7) LDL コレステロール（mg/dl）	102 名	45	168	110.1	±24.52
(8) HDL コレステロール（mg/dl）	104 名	27.7	107	53.8	±14.40
(9) トリグリセライド（mg/dl）	107 名	41	547	145.0	±88.05
(10) BNP（pg/ml）	28 名	5.9	626.4	153.7	±166.13
(11) LVEF（%）	17 名	58.5	100	70.6	±11.03

表 4. 血圧分布

降圧目標血圧値達成率の評価時の血圧値（mmHg）			降圧目標血圧値達成率
症例数	収縮期血圧	拡張期血圧	
Ⅰ. 全体　　173	134.9±19.9	73.7±12.1	35.3%（61 例/173 例中）
Ⅱ. 性差			
① 男性（n=91）	134.3±19.5	73.7±12.9	① 38.5%（35 例/91 例中）
② 女性（n=82）	135.6±20.6	73.7±11.1	② 31.7%（26 例/82 例中）
Ⅲ. 年齢分布			
① 64 歳以下（n=35）	137.3±21.5	83.9±10.8	① 28.6%（10 例/35 例中）
② 65〜74 歳（n=59）	130.1±19.5	72.0±10.1	② 45.8%（27 例/59 例中）
③ 75 歳以上（n=79）	137.5±19.1	70.6±11.7	③ 31.6%（25 例/79 例中）

9）トリグリセライド

　測定した患者 107 名では，41〜547 mg/dl（平均 145.0 mg/dl）であった．

　10）脳性 Na 利尿ペプチド（BNP）

　測定した患者 28 名では，5.9〜626.4 pg/ml（平均 153.7 pg/ml）であった．

　11）左室駆出率（LVEF）

　測定した患者 17 名では，58.5〜100%（平均 70.6%）であった．

3．血圧分布（表 4）

　血圧分布について，全症例・性差（男性・女性）・年齢分布（64 歳以下・65〜74 歳・75 歳以上）の血圧値と降圧目標血圧値達成率の検討をそれぞれ実施した（**表 4**）．

　血圧分布では，64 歳以下の拡張期血圧が高く，降圧目標血圧値達成率が低い傾向にある．一方，65〜74 歳の収縮期血圧は低く，降圧目標血圧値達成率は高い傾向にある．

4．降圧薬（表 5）

　2 型糖尿病合併の高血圧患者 188 名の降圧薬処方状況は，処方あり 170 名（90.4%），処方なし（非薬物療法のみ）18 名（9.6%）であった．降圧薬の処方にあたり，患者に十分に説明し臨床データを使用することの同意を得た．降圧薬の処方例数（延）は 257 例であり，患者 1 名当たりの処方降圧薬の数（平均）は 1.5 であった．降圧薬の内訳は，Ca 拮抗薬（Ca channel blocker：CCB）と ARB＋CCB（配合剤）が多かったが，次いで ARB，β遮断薬，降圧利尿薬（D），ARB＋D（配合剤）が多かった．

5．血糖降下薬（表 6）

　2 型糖尿病合併の高血圧患者 188 名の血糖降下薬処方状況は，処方あり 112 名（59.6%），処方なし（非薬物療法のみ）76 名（40.4%）であった．血糖降下薬の処方にあたり，降圧薬の処方と同様に患者に同意を得た．血糖降下薬の処方例数（延）は 173 例であり，患者 1 名当た

■臨床経験■

表 5. 降圧薬

患者（総数）：188 名		
降圧薬の処方：(有) 170 名 (90.4%)，(無) 18 名 (9.6%)		
(内訳)		
(降圧薬)	(例数)	(%)
Ca 拮抗薬 (CCB)	76 例	29.6%
ARB＋CCB (配合剤)	55 例	21.4%
ARB	48 例	18.7%
β遮断薬	31 例	12.1%
D	24 例	9.3%
ARB＋D (配合剤)	11 例	4.3%
ACE 阻害薬	4 例	1.6%
その他	8 例	3.1%
(延)	257 例	

表 6. 血糖降下薬

患者（総数）：188 名		
血糖降下薬の処方 (有) 112 名 (59.6%)，(無) 76 名 (40.4%)		
(内訳)		
(血糖降下薬)	(例数)	(%)
DPP-4 阻害薬	72 例	41.6%
SU 薬	46 例	26.6%
SGLT-2 阻害薬	15 例	8.7%
TZD(チアゾリジン薬) ＋DPP-4 阻害薬	14 例	8.1%
ビグアナイド (BG)	10 例	5.8%
α-GI	5 例	2.9%
TZD	4 例	2.3%
TZD＋SU 薬	3 例	1.7%
GL (グリニド)＋α-GI	3 例	1.7%
GL	1 例	0.6%
(延)	173 例	

りの処方血糖降下薬の数（平均）は 1.5 であった．血糖降下薬の内訳は，DPP-4（dipeptidyl peptidase-4）阻害薬，スルホニル尿酸系（SU）薬，ナトリウム・グルコース共役輸送体（SGLT）-2 阻害薬，チアゾリジン薬（TZD）＋DPP-4 阻害薬の配合剤が多かった．

6. 降圧目標血圧値の達成率

2 型糖尿病合併高血圧症の達成率は，35.3%（達成 61 名・未達成 112 名・未測定 15 名）であった．降圧目標血圧値達成に関する評価は，調査期間内の最終受診日における診察室での外来血圧値を対象とした．

考　察

超高齢化社会になり，疾病構造は生活習慣病を中心とした慢性疾患が多い．最近の厚生労働省の患者調査（平成 26 年）概況によれば，総患者数は高血圧性患者が 1,010 万 8,000 名と最も多く，糖尿病がそれに次ぎ 316 万 6,000 名である．

生活習慣病患者にとって，循環器内科医に期待される多くは 1 次予防と 2 次予防にある．さらに動脈硬化性疾患を発症した症例に対しては，医療連携の下での再発予防（3 次予防）も大きな役割となる．高血圧・糖尿病・脂質異常症の治療目的は，動脈硬化性心疾患の発症予防と患者の QOL の維持である．

本研究では，糖尿病合併高血圧患者の年齢分布は 65 歳以上が 145 名（77.1%）と多くを占めた．高齢高血圧患者での合併症は脂質異常症・高尿酸血症・CKD など動脈硬化症のリスク因子が多い[7)8)]．

高血圧を合併した糖尿病患者はきわめてハイリスクであり，国内での疫学的検討では，脳卒中（特に脳梗塞）の発症率が心筋梗塞の約 2〜3 倍と高値である．JSH2014 では，糖尿病合併高血圧の降圧目標血圧値を 130/80 mmHg 未満としている．本研究での降圧目標血圧値の達成率は 35.3% である．当科における合併症を有する高血圧患者（921 名）を対象とした調査での達成率は 52.6%（484 名）であった[6)]ので，糖尿病合併高血圧患者の達成率は低値である．HONEST study[9)]によると，糖尿病合併高血圧群では非合併群より良好管理例の割合が少なく，持続性高血圧が多かった．このことは，日常診療で糖尿病合併高血圧の血圧管理は容易でないことを示している．また糖尿病合併群では，診察室血圧，家庭血圧，ともに非合併群よりも収縮期血圧が約 10 mmHg 低いレベルでもリスクが高く，さらに，白衣高血圧，仮面高血圧ともにリスクになっていた．ゆえに日常診療において診察室血圧と家庭血圧ともに良好な血圧管理を維持することが心血管系疾患リスク軽減に有用と考えられる．

降圧薬としては，降圧効果が確実で副作用が少ないという点から，ARB と長時間作用型 CCB が多く用いられている．降圧目標の達成に収縮期 20 mmHg/拡張期 10 mmHg 以上の降圧が必要な場合は，併用療法（あるいは配合剤）を考慮する．RA 系阻害薬はインスリン抵抗性を改善することにより糖尿病の新規発症を抑制する．インスリン抵抗性を伴う高血圧は治療抵抗性高血圧がまれ

でなく，RA系阻害薬にて十分な降圧が得られない場合，CCBまたは代謝へ悪影響を及ぼさない少量のサイアザイド系利尿薬を併用する．本研究でも，降圧薬の処方内訳として，CCB，ARB＋CCB（配合剤），ARB，β遮断薬，D，ARB＋D（配合剤），の順に多く処方されている．本研究では，配合剤の割合の増加傾向が認められた．

本研究（188名）での血糖降下薬は，112名（59.6％）に処方されている．その内訳は，DPP-4阻害薬，SU薬が多く，最近市販されたSGLT-2阻害薬，配合剤（TZD＋DPP-4阻害薬），ビグアナイドなどが含まれている．糖尿病の管理目標達成率（HbA1c＜7.0％）は，薬物療法症例（112名）で評価できた67名中29名（43.3％）である．

非薬物療法症例（76名）で評価できた39名中31名（79.5％）が達成していたが，未達成8症例のHbA1cは7.0〜7.3％であった．

SGLT-2阻害薬を併用した群（15症例）の降圧目標血圧値達成率は，46.7％であり，全体（188症例）の達成率（35.3％）より高値であった．2型糖尿病合併高血圧患者の新規イベント発症には，収縮期血圧（120〜130 mmHgより上のカテゴリー）とHbA1c（＜7.0％以上のカテゴリー）が，血管合併症と総死亡の独立したリスクになっていることが考えられた[10]．

おわりに

かかりつけ医による2型糖尿病合併高血圧患者の降圧療法について観察研究した．

1）対象は，通院治療中の188名（男性100名・女性88名）である．年齢分布は65歳以上の高齢者が77.1％を占めた．合併症としては，生活習慣病（脂質異常症・高尿酸血症・CKDなど）が多い．次いで，循環器疾患（慢性心不全・狭心症・心臓弁膜症・心房細動・心筋梗塞など）の合併も多かった．

2）降圧目標血圧値の達成率は，35.3％であった．達成率の向上には，降圧薬の併用と配合降圧薬が有効である．

3）2型糖尿病合併高血圧患者の新規イベント発症には，血圧コントロールと血糖管理は双方とも重要であり，相乗的に予後の改善に寄与することも考えられた．

利益相反（Conflict of Interest：COI）について

本論文では，対象となる患者の個人情報の保護・情報公開の同意取得など倫理的側面に配慮して記述した．本論文において，開示すべき利益相反（COI）はない．

文 献

1) ACCORD Study Group：*N Engl J Med* **362**：1575, 2010
2) 日本高血圧学会高血圧治療ガイドライン作成委員会：高血圧治療ガイドライン2014(JSH2014)，日本高血圧学会，東京，2014，p.31
3) 西征二：日本臨床内科医会会誌 **17**：165, 2002
4) 西征二：日本臨床内科医会会誌 **26**：106, 2011
5) SPRINT Research Group：*N Engl J Med* **373**：2103, 2015
6) 西征二：日本臨床内科医会会誌 **31**：102, 2016
7) 西征二：血圧 **24**：123, 2017
8) 西征二：日本臨床内科医会会誌 **28**：774, 2014
9) Kario K *et al*：*Hypertension* **64**：989, 2014
10) Gosmanov AR *et al*：*J Hypertens* **34**：907, 2016

臨床経験

新規3剤配合錠ミカトリオ® の有用性に関する検討
～尿中アルブミン，下腿浮腫に対する効果～

平光伸也[1]　宮城島賢二[2]
[1]平光ハートクリニック　[2]宮城島内科医院

はじめに

　高血圧は心血管イベントの最も強力な危険因子であることが様々な疫学研究[1)2)]や臨床試験[3)～5)]により証明されている．したがって高血圧の治療においては厳格な降圧治療が必要となるが，1種類の降圧薬で血圧が十分にコントロールできる症例は多くない．一方，患者は薬剤が増えることに抵抗感を示す場合が多く，降圧薬を増やすことは容易ではない．最近でに，ARBとCa拮抗薬（CCB）あるいは，サイアザイド系利尿薬（HCTZ）との配合錠が多用されるようになり，降圧効果とアドヒアランスの向上に寄与している．

　現在，様々な配合錠が上市されているが，ARBとCCB，HCTZの種類，含有量によりその降圧効果は様々である．各薬剤の降圧効果を直接比較した試験はないが，アイミクスHD®にはイルベサルタン100 mgに加えアムロジピン10 mgが含まれているため降圧効果が高く，1剤で血圧がコントロールできる症例が多い．しかし本剤にも欠点がある．本剤には，アムロジピンが10 mg含有されているため，持続的かつ十分な降圧効果が期待できる一方で，下肢に浮腫が生じる症例がしばしば認められる．またイルベサルタンは腎保護効果が高く，尿中アルブミン量を有意に減少させることが報告されている[6)7)]．この効果は用量依存的に増加すると考えられおり，アルブミン尿が改善しない症例に対しては，イルベサルタンを200 mgまで増量する場合が多い．アイミクスHD®のイルベサルタン含有量は100 mgであるため，本剤を投与しても尿中アルブミンが低下しない症例には，イルベサルタン100 mgを追加投与する必要がある．

　一方，わが国で始めて上市された新規3剤配合錠のミカトリオ®は，テルミサルタン80 mg，アムロジピン5 mg，HCTZ 12.5 mgを含有している．アムロジピンは通常用量であるがHCTZを配合しているため，浮腫を認める症例に適していると考えられる．またテルミサルタンは80 mgと高用量であるため，尿中アルブミンが認められる症例に適していると考えられる．

　そこで今回の検討では，アイミクスHD®が投与され血圧のコントロールが良好であるが，下肢に浮腫が認められるか，あるいは尿中アルブミンが認められる症例を対象に，降圧薬をミカトリオ®に変更し，その効果を検討した．

対象と方法

　平光ハートクリニックの外来に通院中の高血圧患者で，アイミクスHD®を内服中で下肢に浮腫が認められるか，尿中に顕性アルブミン尿あるいは微量アルブミン尿が認められる症例を対象とした．アイミクスHD®をミカトリオ®相当成分〔ミコンビBP®（テルミサルタン80 mg＋HCTZ 12.5 mg）＋アムロジピン5 mg〕に変更し，8週後に血圧が安定していることを確認してミカトリオ®に変更した．診察，血圧測定は，投与前，4週目，8週目，12週目，16週目に施行し，血液検査，尿中アルブミン量の測定は，投与前と16週目に施行した．

　下肢の浮腫は脛骨部の視診と触診により診断し，ミカトリオ®投与前と16週目に浮腫の有無を確認した．

　本研究は，通常診療の範囲内で望ましいと考えられる降圧薬の変更をおこなった患者群の臨床データを集積したものであるが，被験者全員にこの点を説明し，文書で承諾を得た．各測定項目の値は，平均値±標準偏差（mean±SD）で表記し，血圧・脈拍は開始時より4週間ごとに16週目まで，血液・尿検査項目については16週目

の値について，開始時の平均値との間に有意な差があるかどうかを，student の t-検定を用いて検討した．血圧・脈拍および各データは p<0.05 の場合に有意差ありと判定した．

結 果

1）患者背景

試験には 30 例（48～83 歳，平均 71.1 歳）が組み入れられた．男性は 22 例で平均年齢は 71.1±9.6 歳であった．合併症は脂質異常症 26 例（86.7％），高尿酸血症 12 例（40.0％），糖尿病 5 例（16.7％）であった（表 1）．また CKD は 19 例（63.3％）に認められた．試験開始時の併用薬では，全例でイルベサルタン 100 mg，アムロジピン 10 mg が併用されていた．β遮断薬は 13 例（43.3％），HCTZ 7 例（23.3％），α遮断薬 2 例（6.7％）併用されていた（図 1）．なお試験開始時に併用されていた HCTZ は，ミカトリオ®相当成分に変更時に中止した．

2）血圧の変化

試験開始前 SBP 137.1±6.3 mmHg，DBP 84.1±4.0 mmHg であった血圧は，投与 4 週目から有意に低下し始め，16 週後には SBP 131.0±4.0 mmHg（p<0.0001），DBP 79.8±4.2 mmHg（p<0.0001）まで有意に低下した（図 2A）．また心拍数は，開始時 72.5±2.0 beats/min から 16 週後には 72.8±6.4 beats/min と有意な変化は認められなかった（図 2B）．

3）尿中アルブミン量の変化

尿中アルブミン/クレアチニン比定量検査を施行し，微量アルブミン尿陽性であった症例は 13 例，顕性アルブミン尿の症例は 4 例であった．全例の尿中アルブミン量の平均値は，投与前 149.2±214.9 mg/gCr から，16 週後には 82.0±138.1 mg/gCr へと有意に低下した（p=0.029）．なお，微量アルブミン尿であった 13 例のうち 5 例（38.4％）が正常化した（図 3）．

4）下肢浮腫の変化

試験開始前には 23 例に認められていた下肢の浮腫が，

表 1. 試験開始時の患者背景

開始時患者背景（対象患者数 n=30）	
男性（no.）	22（73.3％）
糖尿病合併（no.）	5（16.7％）
脂質異常症（no.）	26（86.7％）
高尿酸血症（no.）	12（40.0％）
年齢（歳）	71.1±9.6
BMI（kg/m²）	25.6±4.3
身長（cm）	158.5±9.3
体重（kg）	64.3±12.5
腹囲（cm）	88.7±10.5
SBP（mmHg）	137.1±6.3
DBP（mmHg）	84.1±4.0
脈拍（bpm）	72.5±2.0

BMI : body mass index

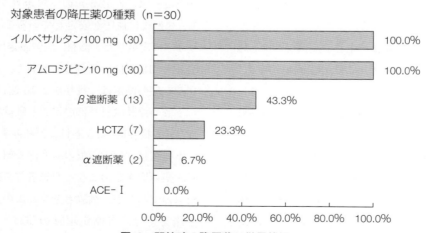

図 1. 開始時の降圧薬の併用状況
縦軸の（ ）内に症例数を示す．
ACE-I = ACE 阻害薬

■ 臨床経験 ■

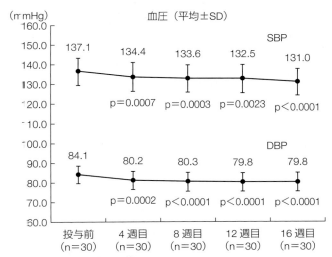

図 2A. SBP, DBP の推移
図中の丸印は各測定時点における平均値を,上下の
バーは SD を表す.血圧は,投与4週目から有意に低
下している.
p＜0.01 vs. 0 w

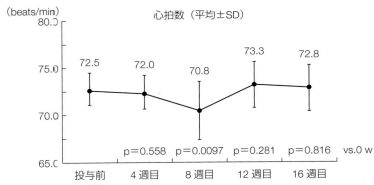

図 2B. 心拍数の推移
図中の丸印は各測定時点における平均値を,上下のバーは SD
を表す.経過中,心拍数の有意な変化は認められなかった.

ミカトリオ®投与後には7例認められたのみで,16例(69.6％)で下肢の浮腫は消失した.

5) 血液生化学検査

血液生化学検査値の推移を表2に示す.推定糸球体ろ過量 (eGFR) は,69.0±19.8 ml/分/1.73 m²から投与後63.4±18.5 ml/分/1.73 m²へと有意に低下した (p＝0.001).尿素窒素 (BUN) は 18.3±6.4 mg/dl から 20.2±6.7 mg/dl へ (p＝0.021),血清クレアチニン値は 0.85±0.27 mg/dl から 0.91±0.27 mg/dl へ (p＝0.018),血清尿酸値は 5.1±1.3 mg/dl から 5.7±1.3 mg/dl へ (p＝0.0002) と有意に上昇した.

6) 中止脱落例

ミコンビ BP®+アムロジピン5 mg 投与後8週目に下痢,嘔吐を伴うウイルス性腸炎を発症し,低ナトリウム血症を生じた症例が1例認められた.入院,点滴加療にて,下痢,嘔吐は改善し,低ナトリウム血症も改善した.HCTZ 投与に伴う低ナトリウム血症も考慮し,試験薬の投与は中止した.またミコンビ BP®+アムロジピン5 mg 投与後に日光過敏症を生じた症例が1例認められたが,試験薬の中止に伴い速やかに改善した.以上の2例

が試験から脱落した．ミカトリオ®投与中に肝機能が上昇した症例が1例認められた．専門医に紹介し，腹部CT，腹部超音波検査などの精査を施行したが原因は確定されず，その後自然に肝機能は改善したため，試験薬の投与を継続した．

考察

　高血圧患者を厳格に管理するためには，単剤では血圧のコントロールが不十分な症例が多く，併用療法が必要となる．また高血圧治療ガイドライン2014[8]では，高リスクの高血圧患者に対しては初期の段階から少量併用療法を推奨している．さらに2剤の併用でも血圧のコントロールが不十分な場合は，3剤（レニン・アンジオテンシン系阻害薬＋CCB＋HCTZ）の3剤の併用を推奨している[8]．またSPRINT試験[4]では，降圧薬の平均内服数は標準治療群では1.8剤であったが，厳格治療群では2.8剤であり，厳格に血圧をコントロールするためには3剤近い降圧薬が必要であることが示唆される．2016年にテルミサルタン80 mg，アムロジピン5 mg，HCTZ 12.5 mgを含有したミカトリオ®が上市された．本剤は，1剤で良好な血圧のコントロールが可能であり，薬価も割安となり，アドヒアランスも向上することが期待される．今回の研究では，この3剤合剤の特性を生かした使用法を検討する目的で，降圧効果が高いものの高用量のアムロジピンによる浮腫の副作用が懸念されるアイミクスHD®から，アムロジピンの減量とHCTZの処方追加を可能とするミカトリオ®への切り替え（相当成分を8週間投与後に切り替え）による臨床所見の変化を観察した．

　その結果，アイミクスHD®からミカトリオ®への変更に伴い，血圧はSBP 137.1±6.3 mmHg，DBP 84.1±4.0 mmHgから，16週後にはSBP 131.0±4.0 mmHg（p＜

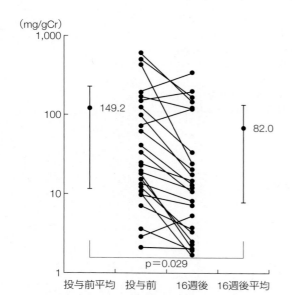

図3．尿中アルブミン量の変化（n=30）
投与前および16週後の全例の尿中アルブミン定量検査の推移を示す．
上下のバーはSDを表す．ミカトリオ®の投与により尿中アルブミンは有意に低下している．

表2．投与前と投与16週後の臨床検査値の推移

	(n)	投与前 平均	±SD	16週後 平均	±SD	p値
BUN（mg/dl）	30	18.3	±6.4	20.2	±6.7	p=0.021
血清クレアチニン（mg/dl）	30	0.85	±0.27	0.91	±0.27	p=0.018
eGFR（ml/分/1.73 m^2）	30	69.0	±19.8	63.4	±18.5	p=0.001
尿酸（mg/dl）	30	5.1	±1.3	5.7	±1.3	p=0.0002
Na（mEq/l）	30	142.1	±2.0	142.0	±2.9	p=0.937
K（mEq/l）	30	4.81	±0.55	4.25	±0.52	p<0.0001
Cl（mEq/l）	30	102.3	±2.0	101.6	±2.8	p=0.122
AST（GOT）（IU/l）	30	24.8	±9.1	25.4	±21.0	p=0.841
ALT（GPT）（IU/l）	30	22.9	±11.7	24.3	±29.8	p=0.716
γGTP（IU/l）	30	36.7	±26.9	32.9	±20.3	p=0.094
LDL（mg/dl）	30	99.7	±27.9	98.9	±32.7	p=0.973
HDL（mg/dl）	30	57.0	±19.2	52.4	±16.6	p=0.005
TG（mg/dl）	30	187.0	±277	160.3	±154.7	p=0.323
HbA1c（%）	29	5.64	±0.38	5.86	±0.69	p=0.061

BUN：尿素窒素，eGFR：推定糸球体ろ過量，LDL：LDLコレステロール値，HDL：HDLコレステロール値，TG：中性脂肪値

0.0001），DBP 79.8±4.2 mmHg（p＜0.0001）へと有意に低下し，ミカトリオ®の優れた降圧効果が確認された．アイミクス HD®投与中に下肢の浮腫が23例に認められたが，ミカトリオ®への変更により16例（69.6％）で浮腫が消失した．高用量のアムロジピンは優れた降圧効果を示す反面，下肢に浮腫が生じやすい．一方，HCTZ 12.5 mgを含有するミカトリオ®は，下肢の浮腫を改善しやすい．したがって本剤は，高用量のCCBにより浮腫が生じている症例に適した薬剤であると考えられた．

アルブミン尿や蛋白尿は腎障害の指標であるだけでなく，心血管イベントの独立した危険因子であることが報告[9]~[11]され，早期からこれらを発見し介入することが求められている．さらに，高血圧と腎障害とは互いに密接に関係しており，その悪循環を断ち切るためには，厳格な血圧管理をおこなうと同時に，腎障害進展抑制を念頭においた降圧治療が求められている．今回の検討では，アイミクス HD®を投与していたにもかかわらず，尿中アルブミンが検出された症例が17例存在した．全例の尿中アルブミン量の平均値は，投与前149.2±214.9 mg/gCrであったが，ミカトリオ®投与16週後には82.0±138.1 mg/gCrへと有意に低下していた（p＝0.029）（図2）．なお微量アルブミン尿であった13例のうち5例（38.5％）が正常化した．イルベサルタンは腎保護効果が高いARBであり，尿中のアルブミンを低下させる効果が確認されているが，アイミクス HD®にはイルベサルタン通常用量の100 mgが含有されている．ARBは増量すればするほど，尿中のアルブミン排泄を低下させると報告されており，尿中アルブミンが認められる症例には，テルミサルタン80 mgの高用量を含有するミカトリオ®が有用であると考えられた．最近ではARB＋CCB，ARB＋HCTZの配合錠が数多く上市されているが，Mogiらの調査[12]では，2剤併用療法はARB＋CCBが72％と最も多く，ARB＋HCTZはわずか14.5％であった．HCTZは，心血管イベントの抑制効果が数多くの大規模臨床試験により証明されているが，わが国における本剤の使用頻度は決して高くない．今後は，ミカトリオ®などHCTZを含有する薬剤をもっと多用すべきであると考える．

アイミクス HD®からミカトリオ®への変更に伴い，

eGFRは69.0±19.8 ml/分/1.73 m²から投与後63.4±18.5 ml/分/1.73 m²へと有意に低下した（p＝0.001）．この変化はHCTZによる作用と考えられるが，eGFRの低下は腎機能を低下させたわけではなく，糸球体内圧を低下させ尿中アルブミン排泄を低下させる効果を示していると考えられた．またBUNは18.3±6.4 mg/dlから20.2±6.7 mg/dlへ（p＝0.021），血清クレアチニン値は0.85±0.27 mg/dlから0.91±0.27 mg/dlへ（p＝0.018），血清尿酸値は5.1±1.3 mg/dlから5.7±1.3 mg/dlへ（p＝0.0002）と正常範囲内ではあるが有意に上昇した．この変化もHCTZによる血液の濃縮効果と考えられた．尿酸値は0.6 mg/dl上昇しているため，高尿酸血症の症例に投与する場合は注意が必要である．

最近では厳格な降圧治療が求められているが，実際の医療現場での血圧コントロールは決して良好ではない．人間ドックを受けた降圧薬内服例の調査では，降圧目標達成率は45.2％にとどまり，糖尿病もしくはCKDを合併している高血圧患者では34.8％とさらに低い達成率であったと報告されている[13]．またARB，CCB，利尿薬の3剤配合剤と2剤配合剤＋1剤，3剤併用のアドヒアランスを比較した研究では，3剤配合剤の服薬アドヒアランスが最も良好であることが報告されている[14]．これらの報告から考慮しても，厳格な治療管理には3剤配合錠のミカトリオ®は有用な薬剤であると考えられた．

おわりに

アイミクス HD®が投与されている症例で，下肢に浮腫が認められるか，あるいは尿中アルブミンが検出された症例を対象に，ミカトリオ®相当成分への切り替えを経た後にミカトリオ®へ変更する試験をおこなった．その結果，血圧は有意に低下し，下肢の浮腫，尿中アルブミンの排泄が著明に改善した．本剤は，厳格な降圧効果と腎保護を考えるうえで，有用な薬剤であると考えられた．

利益相反（Conflict of Interest：COI）について

本研究は製薬企業から研究費の提供を受けておらず，開示すべき利益相反の状態もない．

文 献

1) Tanizaki *et al* : *Stroke* **31** : 2616, 2000
2) 健康日本 21 企画検討会, 健康日本 21 計画策定検討会 : 健康日本 21 : 21 世紀における国民健康づくり運動について 健康日本 21 企画検討会・健康日本 21 計画策定検討会 報告書 : 健康・体力づくり事業財団, 東京, 2000
3) Rapsomaniki E *et al* : *Lancet* **383** : 1899, 2014
4) SPRINT Research Group : *N Engl J Med* **373** : 2103, 2015
5) Psaty BM *et al* : *JAMA* **277** : 739, 1997
6) Lewis EJ *et al* : *N Engl J Med* **345** : 851, 2001
7) Parving HH *et al* : *N Engl J Med* **345** : 870, 2001
8) 日本高血圧学会高血圧治療ガイドライン作成委員会 : 高血圧治療ガイドライン 2014(JSH2014), 日本高血圧学会, 東京, 2014
9) Keith DS *et al* : *Arch Intern Med* **164** : 659, 2004
10) Gerstein HC *et al* : *JAMA* **286** : 421, 2001
11) Hillege HL *et al* : *Circulation* **106** : 1777, 2002
12) Mogi M *et al* : *Hypertens Res* **39** : 660, 2016
13) Takahashi E *et al* : *Ningen Dock International* **1** : 70, 2014
14) Xie L *et al* : *Curr Med Res Opin* **30** : 2415, 2014

SGLT2阻害薬のすべて

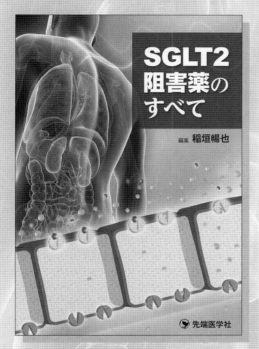

SGLT2阻害薬はまったく新たな機序を有する糖尿病治療薬である．
SGLT2を阻害することで尿糖再吸収を抑制し，尿糖排泄を亢進させるという画期的な作用で，増えつづける糖尿病患者への治療に大きく貢献することが期待されている．
本書はその薬理作用の解説から，臨床治験データの紹介，それらに裏打ちされた有効性への期待と注意点，他剤との併用の可能性に至るまでを網羅した一冊であり，糖尿病治療に携わる医療者必携の書となっている．

■編集　稲垣　暢也
（京都大学大学院医学研究科糖尿病・内分泌・栄養内科学教授）

B5判／並製本／136頁
定価（本体4,400円＋税）
ISBN 978-4-88407-978-9

■ 主要目次

Part 1
糖輸送体の基礎と創薬の歴史をみる
1. 糖輸送体の基礎を知る／2. SGLTを標的とした薬剤，その開発の歴史と経緯を知る

Part 2
SGLT2阻害薬の基礎をみる
1. SGLT2阻害薬の基礎薬理を知る／2. SGLT2阻害薬の臨床薬理を探る

Part 3
SGLT2阻害薬の臨床データをみる
SGLT2阻害薬の臨床データをみる―臨床治験データより―

Part 4
SGLT2阻害薬の安全性と服薬アドヒアランスをみる
SGLT2阻害薬の安全性と服薬アドヒアランスをみる―臨床治験データより―

Part 5
SGLT2阻害薬への期待と予想される注意点を探る
1. SGLT2阻害薬の血糖降下作用への期待を探る／
2. SGLT2阻害薬の体重への影響と期待を探る／
3. SGLT2阻害薬による膵β細胞機能保護への期待を探る
…ほか

Part 6
わが国におけるSGLT2阻害薬の位置づけを探る
1. SGLT2阻害薬の登場による糖尿病治療の変化を探る／
2. 各種糖尿病治療薬の違いからSGLT2阻害薬に求められる役割を探る／
3. 作用の違いから併用の可能性と有用性を探る
…ほか

株式会社　先端医学社

〒103-0007 東京都中央区日本橋浜町2-17-8 浜町平和ビル
TEL 03-3667-5656（代）/FAX 03-3667-5657
http://www.sentan.com

「ニモカカワラズ」を変える！
Hypertension Paradoxへの挑戦
第1回　高血圧治療は進歩した…
ニモカカワラズ

島本　和明
日本医療大学 総長/札幌医科大学 名誉教授

Q 近年，Hypertension Paradoxという言葉を耳にする機会が増えています．一体どのような概念で，いつごろから認識されるようになったのでしょうか．

A もともとは2009年に米国のChobanian先生が提唱された言葉[1]で，高血圧治療の発展・進歩にもかかわらず，多くの高血圧患者さんにおいて適切なコントロールがおこなわれているとは言い難いというパラドックス，逆説的な現状について提起したものです．2016年の高血圧学会総会にて，ISH理事長のTouyz先生がご講演でHypertension Paradoxについて取り上げられ，現在のわが国の高血圧治療の現状を大変良く表す言葉であることから興味を持たれた先生も多いのではないでしょうか．

Q 確かに，20世紀初頭に血圧聴診法が普及しはじめてから本格化した高血圧研究は，この100年で目覚ましい進歩を遂げました．降圧薬の種類も多く，治療の選択肢も広がっています．

A 血圧測定が非侵襲的かつ簡便におこなえるようになり，高血圧の診断は容易になりました．また健診の普及や，高血圧という疾患が広く知られるようになったことも重要なポイントです．実際，わが国の高血圧治療率の年次推移をみると，高血圧患者さんの中で降圧薬を服用している方の割合は1980年には60歳代の方で約3割程度に過ぎませんでしたが，2010年の調査では約5割ととりあえず上昇はしています（**図1**）[2]．とはいえ，高血圧患者さんの約半数しか治療介入がされていないという現状は到底満足のできるものではありません．

薬物治療の進歩についても，以前は利尿薬や交感神経抑制薬を中心としていたものが，現在ではCa拮抗薬やACE阻害薬，ARB，直接的レニン阻害薬などのRA系阻害薬やアルドステロンブロッカーが加わって選択肢が増え，併用療法によって単剤ではなかなか降圧が得られない患者さんでも降圧目標を達成できるようになっています．先ほどのデータの降圧薬を服用している患者さんのうち，収縮期血圧/拡張期血圧が140/90 mmHg未満にコントロールできている方の割合をみますと，1980年には約10％前後だったのが2010年には30〜40％前後に増加しています（**図2**）[2]．しかし，治療介入されている患者さんですら60〜70％が降圧目標に到達していないと

いうことですから，管理状況は良くなったとはいえ，それでも大変に深刻な事態であるといえます．すべての高血圧患者さんのうち治療を受けているのが約半数，そのうちきちんと血圧管理がなされているのがそのさらに30〜40％ですから，全体でみると適切に血圧管理がなされている高血圧患者さんはたったの15〜20％に過ぎないという厳しい現状をまずはしっかりと認識する必要があります（**図3**）[2]．

Q 現在までの知見や整備されたガイドライン，薬剤ラインナップをもってしても良好な管理状況にあるといえるのは全体の15〜20％，というのは楽観視できない数字ですね．これは現在の治療水準からみて妥当なのでしょうか．

A 個人的には，本当に治療抵抗性の降圧が難しい患者さんは実際にはさほど多くはなく，高血圧患者さんの95％は現在の高血圧治療の水準で十分にコントロール可能なのではないかと考えています．JSH2014では，クラスの異なる3剤の降圧薬を用いても目標値まで降圧しない例を治療抵抗性高血圧としていますが，減塩や減量，運動などの生活習慣改善や，服薬アドヒアランスの改善，降圧薬の組み合わせや用量の見直しなど，コントロール不良を招く要因を考慮した対策をおこなうことを勧奨しています．

Q 患者さんの生活習慣や服薬アドヒアランスの改善などは，重要性は周知されているものの実臨床においては苦労されている先生が多いですよね．やはり患者教育が重要なのでしょうか．

A 確かに，高血圧は自覚症状がないこともあってあまり治療に積極的でない患者さんもいらっしゃいます．高血圧患者さんの意識・行動調査では，疾患を深刻だと感じている，あるいは重症だと感じている患者さんはどちらも2割に満たず，また6割以上の患者さんが治療は気楽にやれば良いと考えていることが報告されています[3]．したがって患者さんへの教育・啓発は確かに重要ですが，患者さん側にだけ問題があるかというと決してそうではありません．

医師に対して実施された医療ニーズの調査によると，高血圧症に対して「十分満足のいく治療がおこなえている」「ある程度満足のいく治療がおこなえている」と回答した医師は98.9％で，対象となった60疾患のうち最も多

Hypertension Paradoxとは？
高血圧治療は発展・進歩した「にもかかわらず」，実際の高血圧患者さんの降圧目標達成率，コントロール率は高くない現状を表す．Chobanianにより2009年に提唱された（*N Engl J Med* 361：878, 2009）．

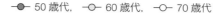
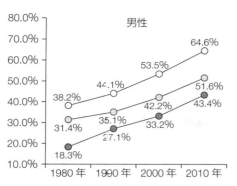
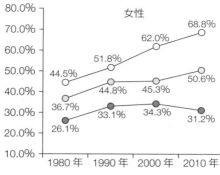

図 1. 高血圧治療率*の年次推移（1980～2010 年）
*高血圧者の中で降圧薬を服用している者の割合
〔日本高血圧学会高血圧治療ガイドライン作成委員会：高血圧治療ガイドライン 2014（JSH2014），日本高血圧学会，東京，2014〕

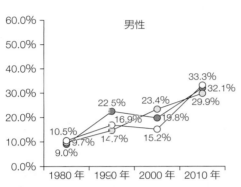
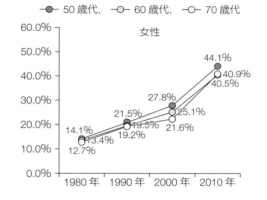

図 2. 高血圧管理率*の年次推移（1980～2010 年）
*降圧薬を服用している者の中で収縮期血圧 140 mmHg 未満かつ拡張期血圧 90 mmHg 未満の者の割合
〔日本高血圧学会高血圧治療ガイドライン作成委員会：高血圧治療ガイドライン 2014（JSH2014），日本高血圧学会，東京，2014〕

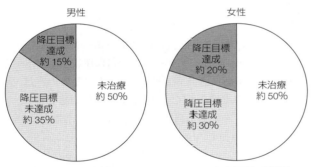

図 3. NIPPON DATA2010 からみた高血圧管理状況

Q Hypertension Paradox を解消し，理想の高血圧治療に近づけるためには医療者，患者さんのそれぞれが現状の高血圧治療に満足しない姿勢が重要ということですね．その他にはどのようなことが求められるのでしょうか．

A Paradox の解消のために必要なステップの第一歩は，高血圧患者さんの約半数を占める未治療の方を受診に導くことです．そのためにはきちんと健診を受けていただき，収縮期血圧が 130～139 mmHg の方への保健指導，140 mmHg 以上の方への受診勧奨を徹底し実行していただくことが重要です．保健師さんや栄養士さんにもご協力いただく必要があるでしょう．そして，行政やメディアなど社会の高血圧に対する意識向上もわれわれの責務です．高血圧学会による正しい啓発メッセージの発信，行政への働きかけを継続しておこなっていくことが重要です．

Hypertension Paradox の解消はわが国全体の健康寿命の延伸にも繋がります．医療者，患者さん，社会が三位一体となってこの問題の解決を目指していきましょう．

かったとのことです[4]．前述のように，適切な管理状況にある高血圧患者さんが全体の 1/5 程度に過ぎない状況にもかかわらず，ほぼすべての医師が現在の治療に満足していると考えているのです．まずは，現状の降圧治療は決してすべての患者さんにとって満足のいくものではないことを医療者側が認識すべきであり，その向上に努めようという意識を持つべきではないでしょうか．

例えば，収縮期血圧の目標値が 140 mmHg 未満である場合，実際の収縮期血圧は 130 mmHg 台以下である必要がありますが，140 mmHg 台前半でも管理できていると判断されているケースを散見します．降圧目標未達成群では，達成群に比べて心血管疾患発症リスクが約 2 倍になると言われていますので[5]，目標値を強く意識した降圧治療は患者さんのためにも不可欠です．

文 献

1) Chobanian AV：*N Engl J Med* **361**：878, 2009
2) 厚生労働省：平成 27 年 国民健康・栄養調査報告, 2017
3) 塩野義製薬：高血圧患者の意識・行動調査（T-CARE Survey Plus），2014
4) 公益財団法人ヒューマンサイエンス振興財団：平成 26 年度（2014 年度）国内基盤技術調査報告書「60 疾患の医療ニーズ調査と新たな医療ニーズ」，2014
5) Lanti M et al：*J Hypertens* **33**：736, 2015

私と高血圧
私の高血圧研究歴を回想する

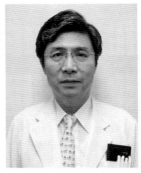

栗山　哲

東京国税局診療所・健康管理センター　所長
東京慈恵会医科大学・腎臓高血圧内科　客員教授

1．高血圧研究班へ

　私は昭和53年に東京慈恵会医科大学を卒業し，上田泰教授が主宰する第二内科に大学院生として入局した．医師としての初めての仕事は，病棟の診療業務と外来診察で，オーベン（指導医）の監督下に診療に携わった．当時の第二内科教室は，現在の総合診療科に近い体裁で，様々なカテゴリーの疾患が入院してきた．腎臓病はもとより，肺炎・腎盂腎炎などの感染症，白血病，悪性リンパ腫，心筋梗塞，脳血管疾患，ALS，慢性肝炎，肝硬変，と多種多様な疾患に遭遇でき，自ずと多くの臨床経験を積むことができた．

　当時の第二内科の研究班は，循環器班，高血圧班，痛風班，血液班，感染症班，神経班，腎代謝生理班，糖尿病班，アミノ酸代謝班，腎循環班，など守備範囲が広かった．班への配属は，本人の意向も考慮されたが，私の場合は絶対的権限を持つ上田泰教授の鶴の一声で，東京都難病指定疾患であった「悪性高血圧」対策のために高血圧班に配属された．悪性高血圧の病態の基本は，腎虚血をベースにしたレニン依存性高血圧であることから，私の研究は自然に，「血圧とレニン」からスタートした．

2．自治医大薬理学教室留学時代

　レニン研究の目的のため大学院3年目に宮原正教授のご推薦で自治医大薬理学教室に留学した．研究指導は，曽我部博文教授と川島紘一郎講師（後に共立薬科大学教授へ）にお世話になった．曽我部先生は東京大学医学部昭和38年卒であるが，私の義理の叔父で三井記念病院眼科部長・宮下俊輔も東大で同級生であったことから，随分と丁寧に指導してくださった．当時，自治医大薬理学教室には，米国で腎臓の尿細管micropuncture技術を習得された日本における腎生理の草分け，今井正先生（後に国立循環器病センター研究所長へ）が助教授として在籍されていた．また，同時期に後に色々お世話になる飯野靖彦先生（後に日本医大腎臓内科教授へ）も在籍していた．

　私の研究テーマは「SHRにおけるレニンのRIAとBioassayの比較について」であった．結果は，「高血圧自然発症ラットSHRの血清中には対照WKYには存在しない何らかのdepressor（降圧物質）が存在する」という結論であった[1]．この不明物質はこの研究からは同定はされなかったが，後に明らかになった多くのdepressor，キニン・カリクレイン系，プロスタグランジン系物質，ANP/BNPなどNaペプチド，などの一種である可能性が示唆された．

3．New Jersey Medical School 留学時代

　自治医大留学後に大学に戻った30代前半，宮原正教授のご推薦で米国New Jersey Medical Schoolの小児科医Dr. Abraham Aviv先生のHypertension Research Unitに留学するチャンスに恵まれた（**写真1**）．Aviv先生の研究室は，米国，ハンガリー，チェコ，フィリピン，プエルトリコなどからの様々な国のスタッフで構成され，文字どおり「人種の坩堝（るつぼ）」であった．当時Aviv研究室のテーマは，高血圧における「細胞膜の陽イオン輸送系」の研究であった．その内容は，高血圧患者の皮膚生検をして皮膚線維芽細胞を採取・培養しそのイオン輸送異常を明らかにする計画と，高血圧患者の赤血球Naポンプ活性を測定する計画であった．ヒトでの臨床に直結する内容であるため，臨床医の私には大いに興味が持てた．赤血球と皮膚組織採取は病院内ボランティアの黒人と白人で，何百人についておこなった．採血時に，黒人は皮膚の色のため静脈が可視的に見にくいので随分苦労したのを覚えている．研究の結果，黒人には食塩感受性高血圧が多いが，このタイプの高血圧においては細胞膜レベルにおいてもNa輸送系の亢進状態が存在することが示唆された[2]．米国留学は，研究に限らず，異文化・世界観への展望や健康管理・英語習得なども含め人生観を塗り替える実りの多い体験であった．

　なお，Aviv先生の研究室は慈恵医大・第二内科から2年毎に順に留学生を受け入れてくれ，田村展一（衆議院医務室非常勤医師），徳留悟朗（東急病院病院長），友成治夫（友成クリニック院長）ら諸先生をはじめ，

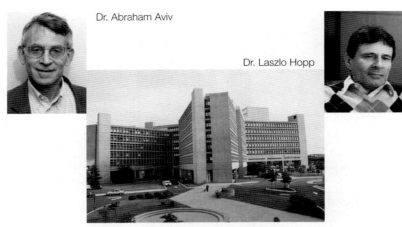

写真 1 ◇ **New Jersey Medical School の病院・研究棟**
写真左上：恩師の Dr. Abraham Aviv 教授（現在は Telomerase length と多くの疾患に関する研究の米国の第一人者）
写真右上：親友の Dr. Laszlo Hopp 医師（ハンガリー出身，現在は Tennessee 州，Knoxville で小児科医を開業），彼とは現在でも定期的に交流があり，お互いの家族の近況を update し合っている．

最終的に 10 余人の慈恵医大からの医師が米国留学の経験を積むことができた．

4．東京都済生会中央病院における臨床研究

米国留学から帰国後，数年間の慈恵医大本院や柏病院勤務を経て 30 代後半には東京都済生会中央病院・腎臓内科に赴任した．この病院は，正に「臨床研究の宝庫」であり，様々な臨床研究計画を遂行するチャンスに恵まれた．CKD においては，高血圧の重症度に応じて腎機能低下は早く，しかも不可逆性である．そのため，CKD 研究のテーマは自ずと腎保護療法に集約されてくる．そこで，私は広い意味で腎性貧血への介入もテーマとした．そして，3 年にわたる臨床研究を組み症例を集積し，エリスロポエチン（EPO）による腎性貧血改善の腎保護作用の成績を示して論文化した．幸いにも，この成果は欧米や日本の腎性貧血ガイドラインに広く引用され，達成感ある有意義な仕事の一つとなった[3]．

高血圧研究の遺伝子研究では，アンジオテンシノーゲン（AGT）M235T 遺伝子多型に注目した．EPO は高血圧を誘発する重大な副作用があるが，この作用は AGT 遺伝子の T アレルと関連していることを示唆し，EPO 関連高血圧の機序に一石を投じた[4]．降圧療法に関しては，厳格な降圧療法や ARB の腎保護に関する研究を遂行したが，この論文は欧米のメタ解析にも引用された[5]．

食塩と高血圧の研究は，東京大学名誉教授・藤田敏郎先生が 1980 年に発表した食塩感受性高血圧の論文（*Am J Med* **69**：334, 1980）に大いに影響を受けた．私はこの説に傾倒し，食塩の影響を追従するため，日常診療の検査成績をまとめ，慢性腎炎，腎硬化症，糖尿病腎症の三疾患で食塩制限が尿蛋白排泄量を著減させるとのエビデンスを発表した[6]．この成績により，後に藤田先生に鼎談に招聘され討論する機会にも恵まれた．

理論高血圧の面では，New Jersey 留学時代から Aviv 先生を通じて親交のあった Cornell 大学の John Laragh 先生の高血圧機序の理論に感化された．Laragh 先生の説は，高血圧の二大因子として水・Na（体液量）因子とレニン・アンジオテンシン系（RAS）因子が存在し，これらの一方，あるいは両者の亢進が高血圧の原因として挙げられる，というものである．極めて明確，かつ臨床的な理論である．1990 年代から 2000 年代には多くの ARB が上市されたこともあり，私も多くの講演をお引き受けしたが，ここで Laragh 先生の理論を頻回に展開させてもらった．Laragh 先生は高血圧学会などの招待講演でしばしば来日されていたが，私も藤田敏郎教授のお声がけで Laragh 先生の closed の講演会に参加する機会があり，有意義な時間を過ごせたことは良い思い出である（**写真 2**）．

5．国税局健康管理センターにおける高血圧・尿酸代謝研究

東京都済生会中央病院定年後，国税局診療所・健康管理センターで産業医療を中心の医療を展開すること

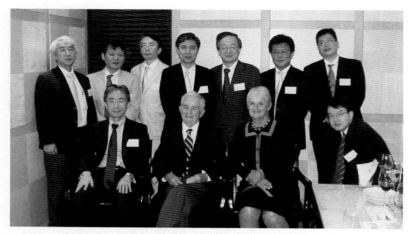

写真 2 ◇ Cornell 大学の John Laragh 先生を囲んで
Laragh 先生と奥様を囲んで,東京大学・藤田敏郎教授の司会で,虎の門病院腎センター・高市憲明部長,東京都済生会中央病院部長・栗山哲らが参加し,高血圧講演を拝聴した後,懇親会で親交を温めた.Laragh 先生の高血圧理論は,現在の高血圧治療学にも大いに生かされている.一時はノーベル賞候補に挙がっていたとも聞く.

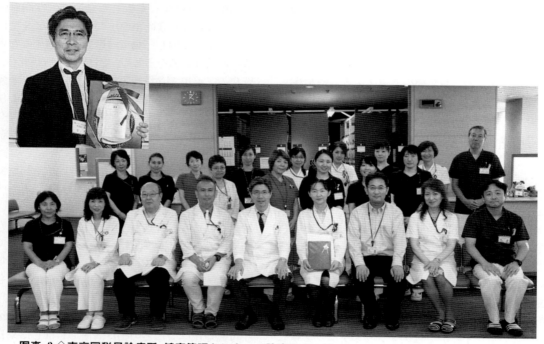

写真 3 ◇ 東京国税局診療所・健康管理センターの診療スタッフ
前列左から山嵜眞由美師長,(1人おいて)真家健一医師,込田英夫医師,筆者,(2人おいて)中野知子医師.最後列右から2人目は田邉智子臨床検査技師,同5人目は大石香愛臨床検査技師.国税局での臨床研究に協力いただいた方々である.
左上の挿入写真は,2015年日本腎臓学会優秀論文賞受賞時の筆者

になった(**写真 3**).ここでは,1.6万人の職員の健康管理状態を長い期間にわたり経過観察できるメガデータがあることに気づき,高血圧や CKD 発症の危険因子の疫学研究を開始した.そこでは,特にメタボ構成因子には入っていない高尿酸血症に注目して関連性を検討した.その結果,高血圧発症には尿酸高値が高リ

スクとして明確に関連することを明らかにした[7]．幸いにも，この研究は*Kidney Int*のメタ解析に採用された．国税局における研究は，先輩である慈恵医大名誉教授・細谷龍男先生に多分にお知恵をお借りした．これらの研究は，期せずして痛風財団 鳥居痛風学術賞や日本腎臓学会 優秀論文賞の栄誉に浴することができたが，これも細谷先生の適切な指導のおかげと思っている（**写真3**）．

6．今後の高血圧研究の興味

ここ数年は，生活習慣病や喫煙における epigenetics（エピゲノムの外因性修飾）に興味を持っている．これは，2012年に東京大学先端科学技術研究センター特任教授に就任された藤田敏郎先生が就任の数年前から講演会などでお会いする機会がある毎，「栗山君，これからの高血圧研究は epigenetics だよ」と啓発してくれたのが動機である．現在，喫煙や高血圧，糖尿病などがエピゲノムに影響を与え臓器障害を悪化させる機序が研究されつつある．私がこの分野に直接関わることはないが，この先端医療の方向性・知見は今後も興味を持って勉強していきたい．

文　献

1) Kuriyama S *et al*：*Jpn Heart J* **23**：587, 1982
2) Kuriyama S *et al*：*Hypertension* **11**：301, 1988
3) Kuriyama S *et al*：*Nephron* **77**：176, 1997
（欧米 DOQI ガイドライン，わが国 JSDT ガイドラインなどの腎性貧血の項等に多数引用）
4) Kuriyama S *et al*：*Hypertens Res* **24**：501, 2001
5) Kuriyama S *et al*：*Intern Med* **44**：1239, 2005
（仮面高血圧のメタ解析に引用，*Clin J Am Soc Nephrol* **4**：656, 2009）
6) 栗山哲ほか：日本腎臓学会誌 **45**：751, 2003
7) Kuriyama S *et al*：*Clin Exp Nephrol* **19**：1127, 2015
（肥満と CKD のメタ解析に引用，*Kidney Int* **91**：1224, 2017）

研究室紹介 ㉔

福島県立医科大学 糖尿病内分泌代謝内科学講座/腎臓高血圧内科学講座

　福島県立医科大学糖尿病内分泌代謝内科学講座（糖尿病内分泌代謝内科）と腎臓高血圧内科学講座（腎臓高血圧内科）は，昭和26年4月初代 楠信男教授が開講された福島県立医科大学内科学第三講座（第三内科）を前身としています．第二代 福地総逸教授（昭和51年4月〜平成7年3月），第三代 渡辺毅教授（平成9年4月〜平成27年3月）が主宰された第三内科は，分離独立することになり，平成28年7月1日に新潟大学から風間順一郎先生が腎臓高血圧内科学講座の初代教授として，平成28年9月1日に徳島大学心臓血管病態医学分野から島袋が糖尿病内分泌代謝内科学講座初代教授として赴任し，新しいスタートを切りました．現在双子の内科として力を合わせながら，診療・教育・研究を続けています．

診　療

　内分泌および高血圧分野では，糖尿病内分泌代謝内科学講座が，橋本重厚 現 会津医療センター教授，緑川早苗 現 福島県立医科大学放射線健康管理学講座准教授らのグループからバトンタッチして診療を継続しています．入院症例数が多く副腎静脈サンプリングでは全国でも有数の施設です．一方，腎臓高血圧内科学講座は，腎疾患の予防から末期の腎不全まで幅広く扱う中で高血圧診療に深く関わっています．腎生理機能検査，腎生検，病理組織診断，動静脈シャント設置術，血液透析管理，テンコフカテーテル挿入術，腹膜透析管理，特殊血液浄化療法，輸液，集中管理など高血圧臨床に関わるさまざまな手技，治療を扱っています．特に腹膜透析に関しては，60名に及ぶ国公立大学で随一の通院患者数を誇ります．

研　究

　副腎偶発腫瘍・多嚢胞性卵巣症候群におけるインスリン抵抗性の意義の臨床研究，メサンギウム細胞や血管内皮細胞での圧刺激（ストレッチ刺激）や高血圧患者での血圧による炎症・RAS活性化・酸化ストレスと臓器障害の機序について報告しています．また，米国 Virginia 大学の Felder 教授，Jose 教授のご指導のもと，眞田寛啓前講師と谷田部淳一先生（現 東京女子医科大学高血圧・内分泌内科准講師）による食塩感受性高血圧の G protein-coupled receptor kinase 4 遺伝子変異による Dopamine D1 受容体の脱感作障害発症機序の臨床的意義やインスリン抵抗性との関連も公表しました．佐藤博亮前准教授は，インスリン抵抗性の発症機序や臨床的意義を thiazolidines の作用やアディポサイトカインの発現実験から腎・血管障害への関与を細胞レベルから疾患モデルにおける治療実験まで幅広くおこないました．東北大学から赴任した中山昌明前教授，東京慈恵会医科大学から赴任した寺脇博之准教授（現 帝京大学ちば総合医療センター教授）は透析医療の災害医療ネットワークの構築や腹膜透析の基礎・臨床研究を展開し，現在も引き継がれています．第三代 渡辺毅教授は，社会医学的研究に重点を置き，3つの厚労省研究班の班長として，特定健診・保健指導における CKD 対策での位置づけや医療連携システム構築を目指す厚労科研補助の班研究を主宰しました．これらの経年的なデータベースは厚労省の死亡小票との突合によって死亡のアウトカムも結びついた形で，全国の共同研究者らと現在も研究が続けられています．さらに，福島での CKD 患者のコホート研究も開始され，旭浩一特任教授を主任とする生活習慣病・慢性腎臓病病態治療学講座（寄附講座）が現在も活発にプロジェクトを進めています．中山昌

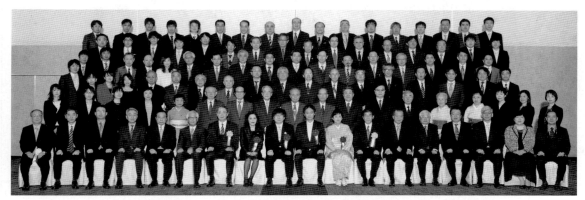

写真 1 ◇ 福島県立医科大学第三内科同門会による教授就任祝賀会（平成 28 年 12 月 4 日）

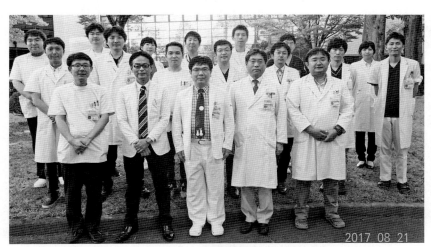

写真 2 ◇ 糖尿病内分泌代謝内科・腎臓高血圧内科の医局員集合写真
前列左から 2 人目が島袋，3 人目が風間

明前教授，田中健一講師，林義満前准教授を中心に，震災前後の CKD 患者の血圧変動の実態と要因の解析が続けられ，林義満前准教授は，第 60 回日本腎臓学会学術総会会長賞（平成 29 年 5 月）を受賞しました．また，工藤明宏講師は，特定検診の全国データベースより「早食い」が糖尿病発症の予測因子であることを報告し，第 38 回日本肥満学会「適塾」Award を受賞しました（平成 29 年 10 月）．

教 育

　学生教育，研修医養成にも力を入れています．毎朝，糖尿病内分泌代謝内科，腎臓高血圧内科が合同で入院カンファレンスをおこない，週一回の合同医局会でも，糖尿病内分泌代謝内科学，腎臓高血圧内科学に関わる専門的な内容のカンファレンスをおこなっています．学生や研修医，医師の方々の見学・実習や短期ローテーションを歓迎します．ご興味のある方は，ホームページをお訪ねのうえご連絡下さい．
糖尿病内分泌代謝内科学講座　http://fmudem.fmu.ac.jp/
腎臓高血圧内科学講座　https://fmu-jinzo.com/

　　　　　　　　　　　　　　　　　　　　　　　　　＜風間順一郎，島袋充生（文責）＞

低用量アスピリン・NSAIDs潰瘍対策ハンドブック

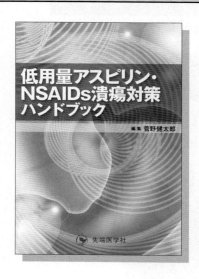

▼ 編集／菅野健太郎
（自治医科大学医学部内科学講座主任教授）

▼ B6判／並製本／136頁

▼ 定価（本体2,800円＋税）
ISBN978-4-88407-745-7

▼ 主要目次

PART 1. わが国のNSAIDs潰瘍の実態から治療および予防の意義を知る

1. NSAIDs潰瘍の発症頻度をみる
2. NSAIDs潰瘍が原疾患に与える影響をみる
1) 低用量アスピリンの使用実態・位置付け，低用量アスピリンの投与中止，消化器イベント発症が脳梗塞・心筋梗塞等の原疾患に与える影響をみる
2) NSAIDsの使用実態・位置付け，NSAIDsの投与中止，消化器イベント発症がリウマチ性疾患・変形性関節症等の原疾患と患者のQOLに与える影響をみる
3. NSAIDs潰瘍の臨床的問題の重大性をみる

PART 2. NSAIDsによるその他の消化管への影響を知る

1. 低用量アスピリンによる食道への影響をみる
2. NSAIDsによる小腸・大腸への影響をみる

PART 3. NSAIDs潰瘍の治療の実際を知る

NSAIDs潰瘍治療の実際と*H. pylori*とNSAIDs潰瘍の関係を探る

PART 4. NSAIDs潰瘍の予防の実際を知る

NSAIDs潰瘍の一次予防・二次予防をみる

PART 5. NSAIDs潰瘍の保険診療と実地診療のためのQ&A

1. 保険診療に関するQ&A
2. 循環器，脳領域に関するQ&A
3. 整形外科領域に関するQ&A

*Helicobacter pylori*感染と非ステロイド性抗炎症薬（NSAIDs）は消化性潰瘍の2大成因であるが，除菌療法の普及で患者が減少し，消化性潰瘍治療にかかる薬剤費の大幅な減少に成功した*H.pylori*感染に対し，使用量が増えつつある低用量アスピリン（LDA）とともにNSAIDsは依然，消化性潰瘍・出血の原因となっている．そのような状況において，潰瘍既往歴を有し，NSAIDsやLDAを継続して使用する必要のある患者に対し，再発抑制の目的でのランソプラゾール（タケプロン®）15mgの投与が2010年に保険認可され，ガイドラインで推奨される治療法が公的に認められたことは画期的といえる．そこで本書はLDAやNSAIDsを処方する機会の多い臨床医に適切な情報を提供し，有効に活用されるべく企画された．LDAやNSAIDsによる潰瘍をよく理解し，適切な対応を実践する手助けとなる一冊．

 株式会社 先端医学社

〒103-0007 東京都中央区日本橋浜町2-17-8 浜町平和ビル
TEL 03-3667-5656（代）／FAX 03-3667-5657
http://www.sentan.com

『血圧』 *Journal of Blood Pressure* ◇投稿規定

『血圧』誌では，原著論文，症例報告などの投稿を募集しております．投稿要項については下記をご参照ください．読者に広く開かれた雑誌として，投稿に際しましては，つぎの点のご了承をお願いいたします．

● 他誌へ発表済み，および投稿中の原稿は受け付けません．

● 投稿論文の本誌掲載可否は，編集顧問・幹事の査読を経て決定いたします．編集方針にしたがい，原稿の加筆，削除，修正をお願いすることがありますので，あらかじめご了承ください．

● ほかの文献より文章，図表などを引用する場合はあらかじめ著作権者の了承を得てください．その際，出典〔著者名，書（誌）名，発行年，頁，発行所〕を明示してください．

● 本誌に掲載される著作物の複写，転載に関する許諾権は株式会社先端医学社が保有します．

投稿要項

	原著論文	症例報告
原稿枚数（400字詰め）	20枚程度	16枚程度
図，表，写真	1点につき400字に換算．可能な限り日本語を使用．キャプションは日本語でお願いします．	
英文	著者，共著者全員の名前の英字つづりをお知らせください．	
刷り上がり	6頁程度	5頁程度

※ 原稿用紙の種類は問いませんが，ワープロ，パソコンなどを使用の場合は電子データ（FD, CD, USBメモリなど）を添付してください．

※ 原稿枚数には，タイトル頁，図表，文献を含みます．

執筆の際のご注意点

● 項目は「はじめに」「対象と方法」「結果」（あるいは「成績」「症例」）「考察」「おわりに」等とし，論文形式を整えてください．

● 一般化している医学用語は日本語あるいはカタカナ書きしてください．ただし，人名は原語のまま表記します．

● 図，表，写真は白黒掲載可能なものでお願いいたします．それぞれに日本語のキャプション，説明をつけたうえ，本文中に挿入箇所を明示してください．

● 文献は引用順とし，ファーストオーサーのみあげていただき，2名以下は，――ほか，――*et al* としてください．また，文献には可能なかぎり原著論文をあげてください．

〔雑誌〕　番号）著者名（姓，名の順）：雑誌名　巻：論文の起始頁，西暦発行年

〔単行本〕　番号）著者名（姓，名の順）：書名，（編者名），発行所，発行地，西暦発行年，p. 引用頁（論文の起始頁）

　　　1）Yamori Y *et al*：*J Hypertens* **6**（suppl 4）：S276，1988

　　　2）築山久一郎ほか：β遮断薬のすべて，荻原俊男ほか編，先端医学社，東京，2000，p. 19

利益相反（Conflict of Interest：COI）について

● 投稿時から過去1年間以内での発表内容に関係する企業，組織，団体との利益相反（Conflict of Interest：COI）について，論文末尾，謝辞または引用文献の前に記載してください．COI状態がない場合は，その旨を記載してください．

著者校正について

● 著者校正は原則として1回お願いします．共著の場合は校正者を指定してください．

掲載料について

● 原則有料とします．

その他

● 別刷りは有料です．ご希望の場合は，編集部までご連絡ください．

原稿送付先　〒103-0007　東京都中央区日本橋浜町2丁目17番8号　浜町平和ビル2F

株式会社　先端医学社「血圧」編集部　E-mail：ketuatu@sentan.com

次号/2月号予告 (vol.25 no.2 通巻第262号)

2018年2月1日 発行

◇Information Up-to-Date
◇特集　降圧療法の完成度を上げる
　　　　―血圧変動から個別予見医療へ

自治医科大学血圧変動研究の最前線
　―完成度の高い個別降圧治療を目指して
　　　　　　　　　　　　　苅尾　七臣

疫学研究よりみた血圧変動のエビデンス
　　　　　　　　　　　　　大久保孝義

高血圧患者の血圧変動エビデンス　星出　聡

血圧変動と腎疾患―CKDに克つための
　血圧管理　　　　　　　　田村　功一

睡眠時無呼吸症候群の血圧変動　水野　裕之

血圧変動は交感神経調節破綻である
　―変動の悪い血圧を高血圧の体は
　なぜ放置しているのか？　　岸　拓弥

血圧変動の臓器障害進展機序　甲斐　久史

ICTを用いた高血圧診療の実践　西澤　匡史

今後の特集予定

2018年 3月号（vol. 25 no. 3）
○内分泌性高血圧のスクリーニング指針
2018年 4月号（vol. 25 no. 4）
○腎疾患診療における高血圧治療
2018年 5月号（vol. 25 no. 5）
○高血圧治療ガイドライン改訂に向けた課題

●編集主幹
荻原　俊男（森ノ宮医療大学学長/大阪大学名誉教授）
●編集幹事
松岡　博昭（全仁会宇都宮中央病院院長/獨協医科大学名誉教授）
島田　和幸（地方独立行政法人新小山市民病院理事長・病院長）
島本　和明（日本医療大学総長/札幌医科大学名誉教授）
楽木　宏実（大阪大学老年・総合内科学教授）
●編集顧問
日和田邦男（愛媛大学名誉教授）
●編集委員　（五十音順）
石光　俊彦（獨協医科大学循環器・腎臓内科教授）
市原　淳弘（東京女子医科大学高血圧・内分泌内科主任教授）
伊藤　貞嘉（東北大学腎・高血圧・内分泌学教授）
伊藤　正明（三重大学循環器・腎臓内科学教授）
伊藤　裕（慶應義塾大学内科学教授）
今井　潤（東北大学臨床薬学教授）
梅村　敏（独立行政法人労働者健康安全機構横浜労災病院院長）
江口　和男（自治医科大学附属病院卒後臨床研修センター長/循環器内科教授）
大石　充（鹿児島大学大学院心臓血管・高血圧内科学教授）
大久保孝義（帝京大学衛生学公衆衛生学講座教授）
大屋　祐輔（琉球大学大学院循環器・腎臓・神経内科学教授）
甲斐　久史（久留米大学医療センター循環器内科教授）
柏原　直樹（川崎医科大学腎臓・高血圧内科学教授）
片山　茂裕（埼玉医科大学かわごえクリニック院長）
苅尾　七臣（自治医科大学循環器内科主任教授）
北風　政史（国立循環器病研究センター研究開発基盤センター臨床研究部長）
北川　一夫（東京女子医科大学神経内科学教授・講座主任）
北村　和雄（宮崎大学内科学講座循環体液制御学教授）
小原　克彦（愛媛大学社会共創学部スポーツ健康マネジメントコース教授）
小室　一成（東京大学循環器内科学教授）
斎藤　重幸（札幌医科大学看護学第三講座教授）
下澤　達雄（国際医療福祉大学臨床検査医学講座教授）
田村　功一（横浜市立大学循環器・腎臓・高血圧内科学主任教授）
土橋　卓也（社会医療法人製鉄記念八幡病院院長）
筒井　裕之（九州大学大学院医学研究院循環器内科学教授）
中村　敏子（関西福祉科学大学福祉栄養学科教授）
西山　成（香川大学薬理学教授）
野出　孝一（佐賀大学内科主任教授）
長谷部直幸（旭川医科大学循環・呼吸・神経病態内科学教授）
林　晃一（東京歯科大学市川総合病院内科学講座教授）
檜垣　實男（愛媛大学大学院循環器・呼吸器・腎高血圧内科学教授）
堀内　正嗣（愛媛大学分子心血管生物・薬理学教授）
松浦　秀夫（済生会呉病院院長）
三浦　克之（滋賀医科大学社会医学講座教授/アジア疫学研究センター長）
向山　政志（熊本大学大学院腎臓内科学教授）
室原　豊明（名古屋大学循環器内科学教授）
森下　竜一（大阪大学臨床遺伝子治療学教授）
森本　茂人（金沢医科大学高齢医学[老年病学]教授）

血　圧　**1**

Journal of Blood Pressure

vol.25　no.1　2018

定価（本体2,500円＋税）
年間購読　30,000円＋税（12冊，送料弊社負担）
臨時増刊号は別途

・本誌に掲載する著作物の複製権・翻訳権・上映権・譲渡権・公衆送信権
　（送信可能化権を含む）は株式会社先端医学社が保有します.
・[JCOPY]＜（社）出版者著作権管理機構　委託出版物＞
　本誌の無断複写は著作権法上での例外を除き禁じられています.　複写される
　場合は，そのつど事前に，（社）出版者著作権管理機構（電話03-3513-6969，
　FAX 03-3513-6979，e-mail：info@jcopy.or.jp）の許諾を得てください.

2018年1月1日発行

編　集　「血圧」編集委員会
発行者　鯨岡　哲
発行所　株式会社　先端医学社
　　　　〒103-0007 東京都中央区日本橋浜町2-17-8
　　　　　　　　　　　　　　　　　浜町平和ビル
　　　　電　話　03-3667-5656代
　　　　FAX　03-3667-5657
　　　　振　替　00190-0-703930
　　　　http://www.sentan.com
　　　　E-mail：book@sentan.com
　　　　印刷・製本/三報社印刷株式会社

ISBN978-4-86550-312-8 C3047 ¥2500E